U0309082

甲状腺疾病
饮食调养

丁治国　主编

清华大学出版社
北　京

内 容 简 介

甲状腺疾病是目前临床常见疾病，常见的治疗方式有中药口服治疗、中药外敷治疗、西药治疗、手术治疗等，除此以外，饮食调养也是甲状腺疾病治疗中非常重要的一环。本书基于中医基础理论，结合日常饮食，立足于提高甲状腺疾病人群的生活质量，为读者提供一些简单可行的食谱调养方案，包括粥、汤、代茶饮三个方面，全方位融入生活，助力甲状腺疾病的恢复。

图书在版编目（CIP）数据

甲状腺疾病饮食调养 / 丁治国主编 .—北京：清华大学出版社，2023.2（2024.7 重印）
ISBN 978-7-302-62359-5

Ⅰ . ①甲⋯　Ⅱ . ①丁⋯　Ⅲ . ①甲状腺疾病 – 食物疗法　Ⅳ . ① R247.1

中国国家版本馆 CIP 数据核字（2023）第 012942 号

责任编辑：孙　宇
封面设计：吴　晋
责任校对：李建庄
责任印制：杨　艳

出版发行：清华大学出版社
　　　　网　　址：https://www.tup.com.cn, https://www.wqxuetang.com
　　　　地　　址：北京清华大学学研大厦 A 座　　邮　　编：100084
　　　　社 总 机：010-83470000　　　　　　　　邮　　购：010-62786544
　　　　投稿与读者服务：010-62776969, c-service@tup.tsinghua.edu.cn
　　　　质量反馈：010-62772015, zhiliang@tup.tsinghua.edu.cn
印 装 者：北京联兴盛业印刷股份有限公司
经　　销：全国新华书店
开　　本：165mm×235mm　　　印　　张：12.5　　　字　　数：176 千字
版　　次：2023 年 2 月第 1 版　　　　　印　　次：2024 年 7 月第 4 次印刷
定　　价：88.00 元

产品编号：094003-01

编委会名单

主　编　丁治国

副主编　李　璐

编　委（按姓氏拼音排序）

陈晓珩　丁治国　耿文倩　户　蕊

李　璐　李　哲　李会龙　李乃卿

李欣怡　祁　烁　商建伟　袁姣姣

朱星宇

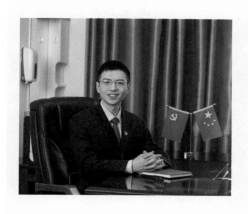

丁治国

医学博士，主任医师，教授，博士生导师，博士后合作导师。

现任北京中医药大学孙思邈医院（第七临床医学院）院长、北京中医药大学孙思邈研究院院长，甲状腺病研究所所长、甲状腺病科专科带头人、甲状腺病教研室主任、北京中医药大学"中西医结合外科"学科负责人，北京中医药大学中西医结合外科学系副主任，陕西省博士后创新实践基地负责人，陕西省秦创原高层次创新创业人才。

主持国家自然科学基金项目2项，主持或参与其他省部级以上项目6项，厅局级项目22项。编著了国内首部甲状腺疾病中医诊疗的创新理论专著——《靥本相应论：甲状腺疾病中医诊疗新思路》，作为主编、副主编或编委参编了包括国家"十四五"规划教材、国家"十三五"规划教材、国家"十一五"规划教材、北京中医药大学自编教材等各类教材和教辅图书19部，已培养硕士、博士研究生27名。获得国家级教学成果二等奖1次，北京市高等教育教学成果一等奖、二等奖各1次，多次获得北京市东城区及通州区的科学进步奖项、人才奖励；发表各类学术论文30余篇。

丁教授长期从事甲状腺疾病的临床诊治工作，在北京和陕西连续创立了三个甲状腺病专科、两个甲状腺病研究所，带领团队专攻甲状腺疾病的研究，在甲状腺中西医结合诊疗领域处于国内领先地位，尤其在学术引领、医疗拓展、成果转化和人才培养等方面具有明显领先优势，在全国率先成立两个省部级学会甲状腺专委会，引领全国中西医结合甲状腺病的诊疗发展。丁教授通过对古代医家医论、医案进行系统研究，并对导师——"首都国医名师"、第六批全国老中医药专家学术经验继承工作指导老师李乃卿教授提出的"经肝论治甲状腺疾病"观点进行深化和拓展，提出了甲状腺疾病的"腐本相应论"——这一创新理论，为中西医结合诊治甲状腺系统疾病，尤其是以桥本甲状腺炎为代表的无法治疗的甲状腺疾病，提供了新的思路。基于"腐本相应论"提出了"甲状腺病症候群"的新概念；对现代医学诊疗甲状腺疾病的两大科学难点提出了创新认识；系统地阐述了甲状腺疾病发展的"三阶段"并提出了应对策略；创新地提出了桥本甲状腺炎的中西医结合诊治体系，以便更加全面、系统地认识甲状腺疾病。由以上理论为依据，研发出一系列具有独立知识产权的中药口服汤剂、提出中药外敷制剂相联合的综合治疗方案，对各类甲状腺疾病的诊疗具有丰富的临床经验并取得了显著的临床疗效。

中医强调"治病求本",对甲状腺疾病的治疗不仅关注治疗甲状腺本身,同时注重纠正人体内环境的紊乱,从而达到彻底治愈疾病的目的。

"北京市名中医团队"——丁治国教授团队,将中西医结合治疗甲状腺疾病作为工作重心和发展方向,在国内创新提出了"腐本相应论"的中医理论,深刻揭示了甲状腺疾病发生、发展的内在规律;提出了甲状腺中医治疗的"窗口期"概念,为甲状腺疾病的中医干预提供了理论依据;针对当前甲状腺诊治领域"部分患者西药治疗效果不佳"和"部分甲状腺疾病患者术后复发"两大科学难点,制订了创新有效的中医治疗方案;总结了甲状腺疾病的四大治则,并形成了一系列卓有成效的中药验方。本团队研制的甲状腺外治法,主要是通过中药局部外敷的手段治疗甲状腺疾病,专方专用,力宏而专,同时配合甲状腺疾病的内治法,内外合治,标本兼顾,形成一套完整的甲状腺疾病综合治疗方案。此方案对结节性甲状腺肿、甲状腺功能减退症、甲状腺功能亢进症、桥本甲状腺炎、亚急性甲状腺炎、甲状腺癌、不明原因的甲状腺肿物等具有显著的疗效。

　　近年来，随着人们生活、工作压力的不断增大及饮食习惯的改变，甲状腺疾病的发病率呈逐年上升的趋势，相关调查显示，我国甲状腺疾病患病率高达20%～50%。因此，探索甲状腺疾病发病的影响因素，对甲状腺疾病的预防及临床诊疗是十分必要的。现代医学治疗甲状腺疾病主要以定期复查、甲状腺激素替代治疗、抗甲状腺药物治疗、放射治疗及手术治疗等为主，存在观察期内疾病持续进展、部分疾病尚无确切有效治疗手段、部分患者使用现代药物治疗效果不佳、手术治疗后易复发等临床难题。中医学以"整体观念，辨证论治"为核心思想，在治疗疾病时除关注疾病本身所凸显的症状外，着眼全局，从整体上对人体进行有效调治、辨证用药和辨症施食，相较于现代医学有其独特的优势。

　　古代医家依据甲状腺疾病的临床表现及特点，将甲状腺疾病归为中医学中的"瘿病"范畴，是一类以颈前喉结两旁结块肿大为主要临床特征的疾病。"瘿"作为病名首见于《诸病源候论》，其中提出了瘿病的发病原因，"诸山水黑土中，出泉流者，不可久居，常食令人作瘿病，动气增患""瘿者，由忧恚气结所生，亦曰饮沙水，沙随气入于脉，搏颈下而成之"，指出瘿病的发生与饮食、水土因素密切相关。饮食是人类赖以生存和维持健康的基本条件，是人体后天生命活动所需精微物质的重要来源。宋代严用和《济生方》有云："善摄生者，谨于和调，使一饮一食，入于胃中，随消随化，则无留滞为患。"说明如果饮食失宜，可成为病因而影响人体的生理功能，导致脏腑机能失调或正气损伤而发生疾病。因此，在日常防治甲状腺疾病时，注重饮食调养是十分必要的。本书以中医学"整体观念"为指导思想，以"赝本相应论"为核心，指导甲状腺疾病患者在疾病的不同阶段辅以较为适当的饮食，为今后临床防治甲状腺疾病及病后调护提供一定的参考。

目 录

第一章 了解甲状腺 ···001

  第一节 甲状腺的形态及位置 ·······················002

  第二节 甲状腺的作用 ······································003

    一、对代谢的影响 ·······································004

    二、对生长发育的影响 ·······························006

    三、对机体各系统的影响 ·······························007

第二章 了解常见甲状腺疾病 ·······························010

  第一节 甲状腺功能亢进症 ·······························011

    一、症状和体征 ···011

    二、辅助检查 ··012

    三、治疗 ···013

  第二节 甲状腺功能减退症 ·······························014

    一、症状和体征 ···014

    二、辅助检查 ··015

    三、治疗 ···015

  第三节 自身免疫性甲状腺炎 ···························016

    一、症状和体征 ···016

    二、辅助检查 ··017

    三、治疗 ···017

第四节　甲状腺结节及肿瘤 ……………………………………018

　　一、症状和体征 …………………………………………018

　　二、辅助检查 ……………………………………………019

　　三、治疗 …………………………………………………020

第五节　亚急性甲状腺炎 …………………………………………020

　　一、症状和体征 …………………………………………021

　　二、辅助检查 ……………………………………………021

　　三、治疗 …………………………………………………021

第三章　微量元素、麸质饮食、十字花科蔬菜与甲状腺疾病 ……023

第一节　碘与甲状腺疾病 …………………………………………024

　　一、碘过量 ………………………………………………025

　　二、碘缺乏 ………………………………………………027

　　三、常见食物碘含量 ……………………………………028

第二节　硒与甲状腺疾病 …………………………………………029

　　一、硒与甲状腺功能、形态的相关性 …………………030

　　二、硒与自身免疫性甲状腺疾病 ………………………031

　　三、硒的摄入与补充 ……………………………………033

第三节　麸质饮食与甲状腺疾病 …………………………………034

　　一、麸质蛋白 ……………………………………………034

　　二、无麸质饮食 …………………………………………035

　　三、乳糜泻 ………………………………………………035

　　四、乳糜泻与甲状腺疾病的关系 ………………………035

　　五、无麸质饮食与甲状腺疾病 …………………………036

　　六、无麸质饮食注意事项 ………………………………038

第四节　十字花科蔬菜与甲状腺疾病 ……………………………039

第四章　甲状腺疾病日常饮食及中医调养 ………………………041

第一节　甲状腺功能亢进症 ………………………………………042

　　一、营养元素 ……………………………………………042

　　二、日常饮食注意事项 …………………………………043

　　三、中医证候及饮食 ⋯⋯⋯⋯⋯⋯⋯⋯⋯⋯⋯⋯⋯⋯⋯⋯⋯⋯ 045

第二节　甲状腺功能减退症 ⋯⋯⋯⋯⋯⋯⋯⋯⋯⋯⋯⋯⋯⋯⋯ 069

　　一、营养元素 ⋯⋯⋯⋯⋯⋯⋯⋯⋯⋯⋯⋯⋯⋯⋯⋯⋯⋯⋯⋯ 069

　　二、日常饮食注意事项 ⋯⋯⋯⋯⋯⋯⋯⋯⋯⋯⋯⋯⋯⋯⋯⋯ 070

　　三、中医证候及饮食 ⋯⋯⋯⋯⋯⋯⋯⋯⋯⋯⋯⋯⋯⋯⋯⋯⋯ 072

第三节　自身免疫性甲状腺炎 ⋯⋯⋯⋯⋯⋯⋯⋯⋯⋯⋯⋯⋯⋯ 096

　　一、营养元素 ⋯⋯⋯⋯⋯⋯⋯⋯⋯⋯⋯⋯⋯⋯⋯⋯⋯⋯⋯⋯ 096

　　二、日常饮食注意事项 ⋯⋯⋯⋯⋯⋯⋯⋯⋯⋯⋯⋯⋯⋯⋯⋯ 098

　　三、中医证候及饮食 ⋯⋯⋯⋯⋯⋯⋯⋯⋯⋯⋯⋯⋯⋯⋯⋯⋯ 099

第四节　甲状腺结节及肿瘤 ⋯⋯⋯⋯⋯⋯⋯⋯⋯⋯⋯⋯⋯⋯⋯ 123

　　一、营养元素 ⋯⋯⋯⋯⋯⋯⋯⋯⋯⋯⋯⋯⋯⋯⋯⋯⋯⋯⋯⋯ 123

　　二、日常饮食注意事项 ⋯⋯⋯⋯⋯⋯⋯⋯⋯⋯⋯⋯⋯⋯⋯⋯ 124

　　三、中医证候及饮食 ⋯⋯⋯⋯⋯⋯⋯⋯⋯⋯⋯⋯⋯⋯⋯⋯⋯ 125

第五节　亚急性甲状腺炎 ⋯⋯⋯⋯⋯⋯⋯⋯⋯⋯⋯⋯⋯⋯⋯⋯ 149

　　一、营养元素 ⋯⋯⋯⋯⋯⋯⋯⋯⋯⋯⋯⋯⋯⋯⋯⋯⋯⋯⋯⋯ 149

　　二、日常饮食注意事项 ⋯⋯⋯⋯⋯⋯⋯⋯⋯⋯⋯⋯⋯⋯⋯⋯ 150

　　三、中医证候及饮食 ⋯⋯⋯⋯⋯⋯⋯⋯⋯⋯⋯⋯⋯⋯⋯⋯⋯ 151

附录 ⋯⋯⋯⋯⋯⋯⋯⋯⋯⋯⋯⋯⋯⋯⋯⋯⋯⋯⋯⋯⋯⋯⋯⋯⋯ 176

　附录A　甲状腺疾病自查表 ⋯⋯⋯⋯⋯⋯⋯⋯⋯⋯⋯⋯⋯⋯⋯ 176

　附录B　典型病案 ⋯⋯⋯⋯⋯⋯⋯⋯⋯⋯⋯⋯⋯⋯⋯⋯⋯⋯⋯ 177

第一章

了解甲状腺

第一节 甲状腺的形态及位置

甲状腺（thyroid gland）是人体最大、最重要的内分泌腺，能分泌甲状腺素（thyroxine，T_4）和降钙素（calcitonin，CT），以控制人体的代谢率和钙的代谢以及促进机体的正常生长发育。国外成年人的甲状腺重达20 g左右。国内成年人的甲状腺重达25～30 g，整个腺体宽5 cm，高5 cm，在个体、性别、年龄、地区之间都有差别，妊娠或哺乳期略大。

甲状腺（图1-1）呈"H"形，一般包括左、右侧叶（left lobes，right lobes）和中间的峡部（isthmus），61.5%的中国人尚有一锥状叶（pyramidal lobe）。锥状叶是甲状腺发育过程中的残余结构，通常由峡部向上延伸至舌骨，多位于颈正中线的左侧。17%的锥状叶独立存在，称为"副甲状腺"（accessory thyroid gland），副甲状腺多存在于左、右侧叶附近。如侧叶的下极延伸至胸骨柄的后方，称为"胸骨后甲状腺"（retrosternal thyroid gland）。少数人甲状腺峡或锥状叶上端有一条（多见于左侧）或成对的细小肌束，甲状腺提肌（levator glandulae thyroideae）连于舌骨或甲状软骨。该肌由喉上神经喉外支支配，有上提甲状腺的作用。

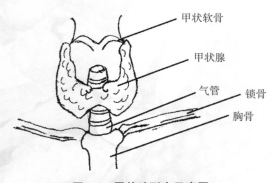

图1-1　甲状腺形态示意图

甲状腺的左、右侧叶附着于喉和气管的前外侧，多数位于第3~6颈椎。侧叶的上极大多平甲状软骨板中点，下极多数位于第4~5气管软骨环，少数可低至第3甚至第6气管软骨环。甲状腺峡部连接左、右侧叶，一般位于第1~3气管软骨环，少数位于第2~4气管软骨环的前方。因此，施行气管切开术时可将甲状腺峡部分离牵开，以免影响气管的暴露；对过于宽大的峡部，可自中线处切开。

甲状腺的前面由浅入深为皮肤、浅筋膜（内有颈阔肌）、颈前静脉、颈深筋膜浅层、舌骨下肌群、胸锁乳突肌前缘以及气管前筋膜。左、右侧叶的后内侧与颈部的管状器官喉与气管、咽与食管邻接。侧叶内侧面的上方有喉上神经外支经过，下方有甲状腺下动脉的两个腺支以及位于气管与食管沟内的喉返神经。侧叶的后外侧与颈动脉鞘内的颈总动脉、颈内静脉、迷走神经以及交感神经干相邻。因此甲状腺严重肿大时可压迫邻近管状器官，导致呼吸、吞咽困难，压迫喉返神经造成声音嘶哑；如向后外方压迫交感神经干时，可出现霍纳（Horner）综合征，表现为瞳孔缩小、眼裂变窄（上睑下垂）、面部潮红、无汗和眼球内陷等症状。

胸骨甲状肌附于甲状软骨，该肌的作用可使甲状腺紧贴于喉，对于肿大的甲状腺可限制其向上扩展。因此严重肿大的甲状腺，由于向上扩展被限制，则向下扩延至胸骨后方，压迫气管，引起窒息，同时可压迫静脉，引起严重的头面部静脉回流障碍。

第二节　甲状腺的作用

甲状腺具有分泌甲状腺激素的作用，甲状腺激素在体内有广泛的生理作用，其中最主要的是促进组织氧化及物质能量代谢。此外，对人体组织的生长、成熟，对神经系统与心血管系统的成熟及功能状态的维持等也发挥着重要生理作用。可以说，当甲状腺激素过量或不足时机体没有任一器官和组织能不受其害。T_4 与 T_3 均具有生理作用，T_4 在外周组织中可转化为 T_3，而且后者活性较大，以往认为 T_4 通过 T_3 才起作用，现知 T_4 不仅是 T_3 的激素原，且本身也具有生理作用，约占全部甲状腺激素作用的35%。还发现甲状腺激素作用的细胞核受体，存在T_3和T_4两种结合位点，只是T_3结合位点的亲和力较T_4高10倍。以下分别讲述甲状腺激素的主要生理作用。

一、对代谢的影响

（一）产热效应

虽然机体的基本氧化产热过程并非必须甲状腺激素参与，但甲状腺激素能增加机体物质代谢率、耗氧量和产热量，以增强机体的活动能力和对外界的反应能力。无论是在机体还是体外离体组织，甲状腺激素均使氧耗量和基础代谢率增加，这一过程需要潜伏期，约数小时甚至数天，在绝大多数组织都很明显，但除脾、脑和睾丸等外。T_3较T_4作用更明显，但维持时间较短。临床上患者的症状也反映了甲状腺激素的作用，甲状腺功能亢进时，产热增加，基础代谢率升高，所以机体怕热喜凉，极易出汗；甲状腺功能减低时，基础代谢率下降，机体喜热恶寒，少汗。这两种情况都使患者不能适应环境温度的变化。

（二）对糖代谢的作用

甲状腺激素促进小肠黏膜对糖的吸收，加强糖原分解，抑制糖原合成，因此有升高血糖的倾向，但是T_3与T_4也加强外周组织对糖的利用，使血糖降低。甲状腺功能亢进时血糖常升高，有时会出现糖尿。甲状腺激素对糖代谢的作用有的依赖于其他激素，或与其他激素共同调控，尤其是儿茶酚胺和胰岛素。甲状腺激素能增强肾上腺素的糖原分解作用，并能调节肾上腺素促糖原分解作用和升高血糖作用的幅度，可能是增强腺苷酸环化酶-cAMP系统反应的结果。甲状腺激素能加强胰岛素的糖原合成和对葡萄糖的利用。此外，甲状腺激素的作用还与剂量有关，有时呈现双向反应。

（三）对蛋白质代谢的作用

甲状腺激素对蛋白质代谢的作用可能是其代谢的最基本的作用。刺激蛋白质的合成也可能是该激素产热的原因之一（而刺激一些特殊酶的合成则又引起其他代谢变化）。T_3 或 T_4 使肌肉、肝和肾的蛋白质合成明显增加，从而使细胞数增多，体积增大，尿氮减少，出现正氮平衡。甲状腺激素分泌过多时，则加速蛋白质分解，也可促使骨的蛋白质分解，导致血钙升高，尿钙减少，引起骨质疏松。肌肉蛋白质分解加速，则使肌肉收缩无力，肌酐含量降低而尿酸含量增加。甲状腺激素分泌不足时，蛋白质合成减少，肌肉也收缩无力，但组织间黏蛋白增多，能结合大量水分子和正离子，引起黏液性水肿，指压不凹陷是其特点。生长速率的变化是最能反映甲状腺激素对蛋白质合成作用的，也表现出双向性。甲状腺功能减低时生长减慢，而用替代剂量的甲状腺激素时可使生长恢复，但剂量过大时则又抑制生长。总之，甲状腺激素可刺激蛋白质的合成代谢和分解代谢，但过量的甲状腺激素却使蛋白质的降解大于合成，导致蛋白质缺失，使肌肉减少，肌力减弱和体重减轻。甲状腺激素减低时常伴有轻度正氮平衡，对蛋白质降解的影响大于对合成的影响，使蛋白质合成减少，且蛋白质更新减少。因此，无论甲状腺功能亢进或减低都有碍生长、发育和机体组织结构的维持。当 T_3、T_4 增多时，蛋白质分解代谢增加，氨基酸进入肝脏增多，糖原异生增加。

（四）对脂肪代谢的作用

甲状腺激素对脂肪代谢作用涉及各个方面，包括脂肪的合成、转运和降解。总体来说，对脂肪的降解作用大于合成作用。甲状腺激素过多时总体效应是使脂肪储备减少，在血浆中的浓度降低，包括三酰甘油、磷脂和胆固醇；甲状腺激素不足时则得到相反的结果。脂肪酸的代谢变化常发生在它的贮藏和降解处。甲状腺激素增加脂肪组织的分解，这是通过对腺苷酸环化酶-cAMP 系统的直接作用，或提高脂肪组织对其他促脂肪分解物质（如儿茶酚胺、生长激素、糖皮质激素和高血糖素）的敏感性来完成的。当甲状腺功能亢进时机体脂肪储备耗竭，故体重减轻，血浆三酰甘油、胆固醇、磷脂减少，反之，甲状腺功能减低时，血浆胆固醇及其他脂质增多，体重增加。综上所述，可知甲状腺激素对糖、脂肪、蛋白质的代谢有双向作用，既促使其吸收和合成，又促使其降解与利用；并且与剂量有关，小剂量促进吸收与合成，大剂量促进降解与利用，甲状腺功能亢进时，由于蛋白质、糖和脂肪的分解代谢增强，患者常感饥饿，食欲亢进，但又明显消瘦。

（五）对维生素代谢的作用

一方面，甲状腺激素升高时对辅酶和维生素的需求增加。甲状腺功能亢进时对水溶性维生素如维生素B_1、核黄素、维生素B_{12}及维生素C的需要增加，所以，这些维生素在组织中的浓度降低，一些水溶性维生素转变成辅酶的过程也发生障碍，可能是能量转换受阻所致；另一方面，从维生素合成辅酶又需要甲状腺激素。脂溶性维生素的代谢也受到甲状腺激素的影响。如暗适应所需的色素——维生素A醛（视黄素），需从维生素A转换而成，而维生素A又在肝脏中由胡萝卜素合成，这一合成需甲状腺激素参加，当甲状腺功能减低时胡萝卜素的这种转化不能完成，故在血液中堆积，可使皮肤发黄（称为"胡萝卜素血症"），但患者巩膜不黄，可与黄疸相鉴别。

二、对生长发育的影响

甲状腺激素有促进组织分化、生长和发育的作用，尤其对骨和脑的发育尤为重要。年龄越小，甲状腺激素不足对生长发育的受阻越明显，正在生长中的动物切除或破坏甲状腺则生长完全停止，儿童甲状腺功能减低，则生长停顿，给予甲状腺激素后又可生长。甲状腺激素刺激骨化中心发育、软骨骨化和长骨生长。甲状腺功能减低的儿童患者骨髓骨化中心出现的时间推迟，比实际年龄要晚若干年，故骨龄比年龄幼稚，其骨骺闭合也晚。必须指出，胚胎期甲状腺激素不足，脑的发育会发生明显障碍，神经细胞变小、变少，轴突、树突和髓鞘均减少，胶质细胞也减少。神经组织中的磷脂、蛋白质、各种酶和递质含量都降低。髓磷脂出现晚而少，出生时脑的发育已受影响，出生数周到数月出现明显智力减退和迟钝，故更应尽早防治，必须在出生后3周内给予甲状腺激素。甲状腺激素不仅促进生长，对各组织的分化成熟也必不可少，幼儿缺少甲状腺激素不仅身材矮小，而且姿态和外形始终停留在幼童阶段，鼻眶轮廓及牙齿发育也受影响。

三、对机体各系统的影响

（一）对神经系统的影响

甲状腺激素不仅与神经细胞的生长发育成熟有关，而且与神经系统的正常功能的维持密切相关。成人甲状腺功能减低者，虽然神经系统的发育已完成，智力正常，但心理活动受影响，中枢神经系统兴奋性降低，运动和语言迟缓，记忆力减退，表情淡漠，思维能力低下，神经反射减弱，终日嗜睡，脑电图 α 波延长或消失（反映兴奋性降低）。反之，甲状腺功能亢进者或甲状腺素应用过多者，则中枢神经兴奋性亢进，表现为神经反射增强，急躁易怒，烦躁不安，语言增多，注意力不易集中，或有肌肉纤颤，甚至可发展成兴奋性躁狂。婴儿甲状腺功能减低者，智力减退，呈痴呆状，甚至聋哑。一方面，是由于神经系统发育直接受阻；另一方面，出生后一段时间内血脑屏障对甲状腺激素的通透性较高，甲状腺素进入脑内增多，对脑刺激加强使氧耗量增加，也间接促使脑生长发育，一旦甲状腺素减少，影响其生长发育。

（二）对心血管系统的影响

甲状腺激素可不依赖儿茶酚胺直接作用于心血管系统。①甲状腺激素影响窦房结功能和房室传导，甲状腺功能亢进动物心肌细胞复极化时间缩短，心房兴奋组织的有效不应期缩短，舒张期的去极化自律性增加，窦房结的激动自律性也加快，引起窦性心动过速，当心房兴奋性增高到一定程度可发生窦性颤动，由于同时有房室结容易通过，故常伴有快速的心室率。②甲状腺激素能使心肌细胞中的收缩蛋白——肌动蛋白和肌凝蛋白（肌球蛋白）的数量增加，并使后者三种异构体 $\alpha\alpha$、$\alpha\beta$，其中活性最强的 $\alpha\alpha$ 增多，增加心肌细胞的 Na^+-K^+-ATP 酶，为收缩蛋白提供能量，增加耗氧量，从而增强心肌收缩力、增加心肌作功。

甲状腺功能亢进患者心率加快，常有心悸、憋气感，活动后加剧，静止时心率常超过 100 次/min。一方面，由于心肌收缩力加强，加上心率加快，心输出量增加，还导致收缩压升高；另一方面，甲状腺激素使产热增多，外周血管扩张，使外周阻力降低，脉压差增大。甲状腺激素分泌越多，基础代谢率越高，心率越快，脉压越大。可见甲状腺功能与心血管活动密切相关。过多的甲状腺激素增加心肌耗氧量，引起冠状动脉相对供血不足，故甲状腺功能亢进患者合并冠心病者常诱发心绞痛，即使冠状动脉正常也可能出现心绞痛甚至心肌梗死。少数甲状腺功能亢进患者因长期未能满意控制或伴有潜隐性心脏病而发生甲状腺功能亢进性心脏病。甲状腺功能减低患者，则与甲状腺功能亢进相反，心肌收缩力减弱，心动过缓，心率减慢，心输出量减少；由于甲状腺激素减少，胆固醇降解及排出少于其合成，故可发生高胆固醇血症，是形成动脉硬化和冠心病的危险因素。但由于心肌氧耗减少程度比冠状动脉血供减少更显著，故即使有冠状动脉狭窄，却很少有心绞痛发生，心肌梗死也不常见。

（三）对其他内分泌腺体的影响

甲状腺功能对生殖功能和性腺影响是多方面的。在女性，甲状腺功能亢进时常有月经稀少甚至闭经，甲状腺功能低下时可有月经不规则，早期出血增加，晚期出血减少，并可导致闭经和不育，即使受孕也易流产。在男性，严重的甲状腺功能减低患者如克汀病患者其男性生殖器睾丸、阴茎、阴囊发育不全，睾丸不降、第二性征不出现或不明显，并伴有性欲下降，精子数下降。

（四）对血液系统的影响

甲状腺对红细胞的生成有影响。大部分甲状腺功能减退患者（黏液性水肿患者）有贫血，服用甲状腺素后能好转；但对正常人甲状腺激素并没有明显的红细胞增生效应。甲状腺功能减退患者的贫血可能是因为基础代谢率降低造成适应性氧耗减少而引起的，当用二硝基类药物以增高代谢率时，血中甲状腺激素浓度不变但红细胞数上升。甲状腺功能亢进患者偶有贫血可能与营养不良有关。

（五）对消化系统的影响

甲状腺激素可造成肝糖原缺乏，故可诱发或伴发糖尿病。甲状腺功能亢进患者可有肝功能异常，甚至有肝实质性改变，出现肝大甚至黄疸。治愈甲状腺功能亢进后肝功能可复原。

　　甲状腺功能减退患者，因肠蠕动减少，故出现便秘；甲状腺功能亢进患者，因肠蠕动增加，故大便次数增加或有腹泻。甲状腺功能亢进患者可伴有高胃泌素血症，但与T_3浓度高低无关，治疗后可复原，且机制不明。

第二章

了解常见甲状腺疾病

第一节 甲状腺功能亢进症

甲状腺功能亢进症（hyperthyroidism）指甲状腺腺体不适当地持续合成和分泌过多甲状腺激素而引起的内分泌疾病，简称"甲亢"。甲亢按照发病部位和病因可分为原发性甲亢和中枢性甲亢。原发性甲亢属于甲状腺腺体本身病变，包括自身免疫性甲亢——Graves病（又称"毒性弥漫性甲状腺肿"）、多结节性毒性甲状腺肿、甲状腺自主高功能腺瘤、碘甲亢。而中枢性甲亢又称为"垂体性甲亢"，是由于垂体促甲状腺激素（thyroid stimulating hormone，TSH）腺瘤分泌过多TSH所致。

一、症状和体征

甲亢患者以代谢亢进和神经、循环、消化等系统兴奋性增高为主要临床表现。

（1）高代谢症候群：是最常见的临床表现，包括乏力、怕热、多汗、皮肤温暖、潮湿、低热、体重下降等。

（2）神经系统：易激惹、失眠、紧张、焦虑、烦躁、常常注意力不集中。伸舌或双手平举可见轻微震颤、腱反射活跃。

（3）眼部表现：可有异物感、胀痛、畏光、流泪、复视、视力下降等症状。

（4）甲状腺：Graves病患者甲状腺多呈弥漫性肿大，质地软或坚韧，无压痛，在甲状腺的上、下极可触及震颤，听诊可听及血管杂音。结节性毒性甲状腺肿患者可触及甲状腺结节性肿大。甲状腺自主性高功能腺瘤患者可触及孤立结节。

（5）心血管系统：患者感心悸、气促、活动后加剧。心率增快、心尖部第一心音亢进、可闻及收缩期杂音；心律失常以房性期前收缩为最常见，也可见室性或交界性期前收缩、阵发性或持续性心房颤动。严重者可发生心肌缺血、心脏增大、心力衰竭。

（6）消化系统：常表现为食欲亢进、大便次数增多或腹泻、肠鸣音活跃。少数患者可出现恶心、呕吐等症状，或出现转氨酶升高、黄疸等肝功能异常表现。

（7）血液系统：部分患者有轻度贫血，外周血白细胞和血小板计数可有轻度降低。

（8）胫前黏液性水肿：是Graves病的特征性皮肤表现，发生率大约为5%。常见于胫骨前下1/3部位，皮损多为对称性、早期皮肤增厚、变粗、毛囊角化，可见广泛大小不等的红褐色或暗紫色突起不平的斑块或结节，后期皮肤如橘皮或树皮样，可伴继发性感染和色素沉着。

（9）内分泌系统：女性常表现为月经量减少、周期延长，甚至闭经。男性可出现乳房发育、阳痿等症状。由于骨代谢转换加速，可引起骨质疏松症。

二、辅助检查

（一）甲状腺功能评估指标

（1）TSH测定：一般TSH均低于正常值下限。

（2）甲状腺激素测定：在一般情况下，临床甲亢患者血清TT_3、FT_3、TT_4、FT_4均升高，T_3型甲亢仅TT_3、FT_3升高，亚临床甲亢患者甲状腺激素水平正常。妊娠、病毒性肝炎等可使甲状腺球蛋白水平升高、血清TT_4和TT_3水平升高。反之，低蛋白血症、应用糖皮质激素等可使甲状腺球蛋白水平下降，血清TT_4和TT_3水平下降。

（二）甲状腺自身抗体

（1）TRAb测定：Graves病患者TRAb阳性率达80%～100%，多呈强阳性，对诊断、判断病情活动及评价停药时机有一定意义，并且是预测复发的最重要指标。

（2）甲状腺过氧化物酶抗体（thyroid peroxidase antibody，TPOAb）和甲

状腺球蛋白抗体（thyroglobulin antibody，TgAb）测定：Graves病患者可见TPOAb、TgAb阳性；如同时存在桥本甲状腺炎，TPOAb、TgAb多呈强阳性。

（三）超声检查

Graves病患者甲状腺弥漫性或局灶性回声减低，在回声减低处，血流信号明显增加，呈"火海征"。甲状腺上动脉和腺体内动脉流速增快、阻力减低。甲状腺自主高功能腺瘤患者的甲状腺结节体积一般＞2.5 cm，边缘清楚，结节内血流丰富。多结节性毒性甲状腺肿患者可见多个甲状腺结节。

（四）^{131}I摄取率

用于鉴别甲亢（碘甲亢除外）和非甲亢性甲状腺毒症。Graves病患者^{131}I摄取率升高，多有高峰前移；多结节性毒性甲状腺肿和甲状腺自主高功能腺瘤患者^{131}I摄取率升高或正常；碘甲亢和非甲亢性甲状腺毒症患者^{131}I摄取率正常或降低。

（五）甲状腺核素显像

甲状腺自主高功能腺瘤提示为热结节，周围萎缩的甲状腺组织仅部分显影或不显影。多结节性毒性甲状腺肿为多发热结节或冷、热结节。

三、治疗

（1）一般治疗：低碘饮食，戒烟，注意补充足够的热量和营养，包括蛋白质、B族维生素等。平时不宜喝浓茶、咖啡等刺激性饮料，如出汗多，应保证水分摄入。适当休息，避免情绪激动、感染、过度劳累等，如烦躁不安或失眠较严重者可给予镇静剂。

（2）药物治疗：常选择抗甲状腺药物，如甲巯咪唑、丙硫氧嘧啶等，但这类药物易出现肝功能异常、白细胞减少、过敏性皮疹等不良反应，如不良反应严重的患者需要停药抗甲状腺药物，而选择β受体阻滞剂，并处理相应的不良反应。

（3）^{131}I治疗：通过放射线使部分甲状腺滤泡细胞变性和坏死，甲状腺激素合成和分泌减少，甲状腺体积缩小，但术后易合并甲状腺功能减退。

（4）手术治疗：术前将甲状腺功能控制在正常状态，选择次全切除术或全切除术。手术常见的并发症包括甲状腺旁腺损伤所致的低钙血症、喉返神经或喉上神经损伤、术后出血和麻醉相关并发症。此外，术后易发生甲状腺功能减退，需要甲状腺激素替代治疗。

（5）中医药治疗：中医认为甲亢以阴虚为本，相火旺盛为标，气滞、痰凝、血瘀为基本病理因素。早期肝郁气滞或阴虚阳亢，治以疏肝理气、滋阴潜阳；中期气阴两虚，治以益气养阴、宁心安神；后期痰瘀互结，治以理气活血、化痰消瘿。

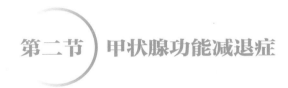

第二节 甲状腺功能减退症

甲状腺功能减退症（hypothyroidism）简称甲减，是由于甲状腺激素合成和分泌减少或组织作用减弱导致的全身代谢减低综合征。

一、症状和体征

（一）症状

主要为代谢率减低和交感神经兴奋性下降的表现。早期轻症患者可无特异性症状，典型患者表现为易疲劳、畏寒、乏力、体重增加、行动迟缓、少汗；记忆力、注意力和理解力减退、嗜睡；食欲减退、腹胀、便秘；肌肉无力、关节疼痛等。育龄女性月经紊乱或月经过多、不孕，女性溢乳、男性乳房发育等。

（二）体征

（1）甲减面容：称为"面具脸"，颜面虚肿、表情呆板、淡漠。面色苍白、眼睑水肿、唇厚舌大、舌体边缘可见齿痕。眉毛外1/3稀疏脱落，男性胡须稀疏。

（2）皮肤：干燥粗糙，皮温降低，由于高胡萝卜素血症，手脚掌皮肤可呈姜黄色。毛发干燥稀疏，双下肢胫骨前方黏液性水肿，压之无凹陷。

（3）神经系统：跟腱反射时间延长，膝反射多正常。

（4）心血管系统：心动过缓、心音减弱、心界扩大；心包积液表现为心界向双侧增大，随体位而变化，坐位时叩诊心浊音界呈烧瓶样，卧位时心底部浊音界增大。

（5）消化系统：肠鸣音减弱，部分患者可出现麻痹性肠梗阻。

二、辅助检查

（1）甲状腺功能评估指标：包括TSH、TT_4、FT_4、TT_3、FT_3。血清TSH及FT_4是诊断原发性甲减的首选指标。

（2）甲状腺自身抗体：TPOAb、TgAb阳性，提示甲减是由于自身免疫性甲状腺炎所致。

（3）其他：①外周血常规。常表现为轻、中度贫血，多为正细胞正色素性贫血；②脂质代谢的异常。常见血总胆固醇、甘油三酯、低密度脂蛋白胆固醇、脂蛋白升高，高密度脂蛋白胆固醇降低；③其他生化检查。可伴血清肌酸激酶、天冬氨酸氨基转移酶、乳酸脱氢酶及血同型半胱氨酸升高；④催乳素。严重的原发性甲减患者可有血催乳素升高。

三、治疗

原发性临床甲减的治疗目标是症状和体征消失，血清TSH、TT_4、FT_4维持在正常范围内。继发于下丘脑和垂体的甲减，以血清TT_4、FT_4达到正常范围作为治疗的目标。

（1）一般治疗：保暖，避免感染等各种应激状态。有贫血者可补充铁剂、维生素B_{12}和叶酸，缺碘者应补碘。

（2）药物治疗：首选左甲状腺素（$L-T_4$）单药替代治疗，$L-T_4$治疗剂量取决于甲减的程度、病因、年龄、特殊情况、体重和个体差异。$L-T_4$替代治疗后

4～8周需监测血清TSH，治疗达标后，每6～12个月复查1次，或根据临床需要决定监测频率。替代治疗过程中要注意避免用药过量导致临床或亚临床甲状腺功能亢进症。

第三节　自身免疫性甲状腺炎

自身免疫性甲状腺炎（Autoimmune thyroiditis，AIT）是临床比较常见的一种器官特异性自身免疫疾病，以弥漫性甲状腺肿大、甲状腺内淋巴细胞浸润与血清中甲状腺特异性自身抗体——TPOAb、TGAb水平升高为主要特征，包括桥本甲状腺炎、萎缩性甲状腺炎、甲状腺功能正常的甲状腺炎、无痛性甲状腺炎以及桥本甲亢五种类型，以桥本甲状腺炎（hashimoto thyroiditis，HT）为主。

一、症状和体征

患者常以轻度吞咽困难、咽部不适而就诊，并伴有多种症状：体重增加、疲倦乏力、皮肤干燥、心动过缓、便秘、肌无力、脱发、不孕等，还会有各种各样的心理问题。

AIT临床表现包括局部和全身表现。局部表现包括颈部增粗、甲状腺肿大、声音嘶哑、吞咽困难和呼吸困难。全身表现主要源于甲状腺功能异常及甲状腺自身免疫反应所致的腺外损害。

AIT患者可能发生神经损害，如桥本脑病。另外，妊娠期TPOAb阳性孕妇胎儿神经智力发育受损的风险也会增加。

妊娠时产科不良结局的发生风险增加：研究显示，甲状腺自身抗体阳性患者流产发生风险升高3倍，早产发生率升高2倍；补充L-T$_4$流产发生率减少52%，但并不能完全阻断流产和早产。这说明甲状腺功能异常是早产和流产的原因之一，并不是全部。

不孕和月经紊乱的发生风险增加：AIT女性易发生多囊卵巢综合征，且两者同时存在会加重对代谢的影响，但潜在的联合病因和发病机制仍不清楚。

肾病风险增加：AIT相关肾病最常见的是膜性肾病和IgA肾病。主要表现为蛋白尿，最常见于膜性肾病，少数表现为肾病综合征；畸形红细胞尿可见于IgA肾病，多数患者并未见高血压。

合并其他自身免疫疾病的概率显著增高：有研究发现，AIT患者中通常可检测到非特异性自身抗体，其中抗核抗体（ANA）为AIT患者中出现比例最高的自身抗体（50.8%），提示AIT与风湿免疫性疾病等密切相关。

二、辅助检查

（1）甲状腺自身抗体：TPOAb、TgAb阳性，提示自身免疫性甲状腺炎。

（2）甲状腺功能评估指标：包括TSH、TT_4、FT_4、TT_3、FT_3，用于评估AIT患者甲状腺功能的变化情况。

（3）超声检查：桥本甲状腺炎超声提示甲状腺肿，回声不均，可伴有多发性低回声区域或甲状腺结节。

（4）甲状腺FNAC检查（甲状腺细针穿刺细胞学检查）：诊断本病很少采用，但具有确诊价值，主要用于本病与结节性甲状腺肿等疾病相鉴别。

三、治疗

（1）防治感染：防治有害微生物的感染可能减少甲状腺自身抗体的出现，降低AIT患者甲状腺功能减退的发生风险。

（2）控制碘摄取：高碘摄入可促使TPOAb滴度升高，从而加重自身免疫性甲状腺炎，因此提倡低碘饮食。

（3）补充维生素D：维生素D具有较强的抑制炎症、调节免疫以及氧化应激的功效，有助于维持人体免疫功能稳定。有研究认为，补充维生素D可显著改善患者的甲状腺抗体水平，改善临床症状。

（4）硒制剂治疗：补硒能够降低甲状腺相关抗体水平，减轻机体免疫炎性反应。

（5）免疫抑制治疗：局部甲状腺体内注射地塞米松治疗的患者，其乏力嗜睡、记忆力减退、甲状腺肿大等症状得到明显改善。FT_3、FT_4升高较对照组明显，TPOAb、TgAb滴度降低明显，证明地塞米松局部注射治疗是有效的。

（6）甲状腺激素替代治疗：AIT患者仅有甲状腺肿而无甲状腺功能减退时，一般无须治疗，当后期出现临床甲减或者亚临床甲减的症状时，可服用L-T_4替代治疗。

（7）中医药治疗：根据HT疾病过程不同阶段、不同体质及症状进行"辨证"，确定"病证结合"的证型，进行立法、遣方用药。

第四节 甲状腺结节及肿瘤

甲状腺结节是指各种原因导致甲状腺内出现一个或多个组织结构异常的团块。甲状腺结节十分常见，触诊发现一般人群甲状腺结节的患病率为3%～7%；而高清晰超声检查发现甲状腺结节的患病率达20%～70%。甲状腺结节多为良性，恶性结节仅占甲状腺结节的5%左右。甲状腺结节诊治的关键是鉴别良、恶性。

一、症状和体征

绝大多数甲状腺结节患者没有临床症状，常常是通过体检、自身触摸或影像学检查发现。当结节压迫周围组织时，可出现相应的临床表现，如声音嘶哑、憋气、吞咽困难等。合并甲亢时，可出现甲亢相应的临床表现，如心悸、多汗、手抖等。

查体的重点是结节的数目、大小、质地、活动度、有无压痛、有无颈部淋巴结肿大等。提示甲状腺恶性结节临床证据包括：①有颈部放射线治疗史；②有甲状腺髓样癌或多发性内分泌腺瘤（MEN 2型）家族史；③年龄小于20岁或＞70岁；④男性；⑤结节增长迅速，且直径超过2 cm；⑥伴有持续性声音嘶哑、发音困难、吞咽困难和呼吸困难；⑦结节质地硬、形状不规则、固定；⑧伴有颈部淋巴结肿大。

二、辅助检查

（1）TSH和甲状腺激素：甲状腺恶性肿瘤患者绝大多数甲状腺功能正常。如果血TSH减低，甲状腺激素增高，提示为高功能结节。此类结节绝大多数为良性。

（2）甲状腺自身抗体：血清TPOAb和TgAb水平是检测桥本甲状腺炎的金指标之一，特别是血清TSH水平增高者。少数桥本甲状腺炎可合并甲状腺乳头状癌或甲状腺淋巴瘤。

（3）甲状腺球蛋白（thyroglobulin，Tg）水平测定：血清Tg对鉴别结节的性质没有帮助，但有助于监测甲状腺癌术后复发情况。

（4）血清降钙素水平测定：血清降钙素水平明显升高提示甲状腺结节为髓样癌。有甲状腺髓样癌家族史或多发性内分泌腺瘤病家族史者，应检测基础或刺激状态下血清降钙素水平。

（5）甲状腺超声检查：高清晰甲状腺超声检查是评价甲状腺结节最敏感的方法。它不仅可用于结节性质的判别，也可用于超声引导下甲状腺FNAC检查。检查报告应包括结节的位置、形态、大小、数目、结节边缘状态、内部结构、回声形式、血流状况和颈部淋巴结情况。

（6）甲状腺核素显像：特点是能够评价结节的功能。依据结节对放射性核素摄取能力将结节分为"热结节""温结节"和"冷结节"。"热结节"中99%为良性，恶性者极为罕见。"冷结节"中恶性率为5%～8%。因此，如果甲状腺核素显像为"热结节"者，几乎可判断为良性；而通过"冷结节"来判断甲状腺结节的良、恶性帮助不大。

（7）MRI和CT检查：对帮助发现甲状腺结节、判断结节的性质不如甲状腺超声检查敏感，且价格昂贵，故不推荐常规使用。但对评估甲状腺结节和周围组织的关系，特别是发现胸骨后甲状腺肿有诊断价值。

（8）FNAC检查：是鉴别结节良、恶性最可靠的诊断方法。其敏感性达83%，特异性达92%，准确性达95%。怀疑结节恶性变者均应进行FNAC检查。术前FNAC检查有助于明确癌症的细胞学类型，确定正确的手术方案。

三、治疗

（1）甲状腺恶性结节的处理：绝大多数甲状腺的恶性肿瘤首选手术治疗。甲状腺未分化癌由于恶性度极高，诊断时即已有远处转移存在，单纯手术难以达到治疗目的，故应选用综合治疗。甲状腺淋巴瘤对化疗和放疗敏感，故一旦确诊，应采用化疗或放疗。

（2）良性结节的处理：多数甲状腺良性结节患者不需要治疗，需每6～12个月随诊1次。必要时可做甲状腺超声检查和重复甲状腺FNAC检查。部分患者需要治疗，根据实际情况酌情选择手术治疗、放射线^{131}I治疗、射频消融、中医药等治疗手段。

（3）可疑恶性和诊断不明的甲状腺结节的处理：甲状腺囊性或实性结节，经FNAC检查不能明确诊断，结节较大、固定者需要手术治疗；结节较小者仍可选择中医药保守治疗。

（4）儿童和妊娠期甲状腺结节的处理：妊娠期间发现的甲状腺结节与非妊娠期间甲状腺结节的处理相同；但妊娠期间禁止甲状腺核素显像检查和放射性^{131}I治疗。FNAC检查可在妊娠期间进行，也可推迟在产后进行。如果结节为恶性，在妊娠的3～6个月做手术较为安全，否则应在产后择期进行。

第五节 亚急性甲状腺炎

亚急性甲状腺炎（subacute thyroiditis，SAT）又称"亚急性肉芽肿性甲状腺炎""De Quervain甲状腺炎"，是一种自限性的非细菌导致的甲状腺炎症。亚急性甲状腺炎是引起甲状腺疼痛最常见的原因，常见于20～50岁的女性。《中国甲状腺疾病诊治指南》中将SAT临床表现概括为：①上呼吸道感染前驱症状：

如不明原因发热、颈部疼痛、肌肉疼痛、咽喉疼痛、吞咽困难、倦怠疲劳等；②甲状腺区特征性疼痛；③甲状腺肿大；④甲状腺功能变化相关临床表现，即分为甲状腺毒症、甲减、甲状腺功能恢复三个阶段。

一、症状和体征

发病时患者常有上呼吸道感染症状，如畏寒、发热、疲乏无力和食欲不振、淋巴结肿大，最为特征性的表现为甲状腺部位的疼痛和压痛，常向颌下、耳后放射。甲状腺病变范围可先从一叶开始，以后扩大或转移至另一叶，或始终限于一叶。触诊时病变的甲状腺肿大，质地坚硬，压痛明显。

二、辅助检查

在实验室检查方面，红细胞沉降率（ESR）、甲状腺功能、甲状腺摄碘率、甲状腺FNAC检查可作为SAT诊断的参考实验室指标；TPOAb、TgAb、Tg、血常规白细胞在SAT发病过程中存在不同程度的异常，但不作为诊断指标。SAT发生时，在早期甲状腺毒症阶段，炎症会导致甲状腺滤泡细胞损伤，同时甲状腺球蛋白、T_3、T_4大量释放入血液循环中，因此大多数患者可见血清游离T_3和T_4浓度升高，且TSH水平降低（称为"双向分离现象"），红细胞沉降率和C反应蛋白增高，红细胞沉降率≥40 mm/h，有时可达100 mm/h，白细胞计数及C反应蛋白正常或轻度升高；此期为2~8周，甲状腺功能出现自限性趋复并伴随甲状腺功能减退，该期往往出现甲状腺滤泡上皮细胞破坏，血清T_3、T_4和甲状腺球蛋白下降，TSH增加。在恢复阶段，部分患者伴随炎症减轻，上皮细胞能够修复，进而甲状腺功能恢复正常；另有部分患者长期遗留甲状腺功能异常。甲状腺彩超提示弥漫的低回声结构，可出现甲状腺结节。

三、治疗

SAT目前常规治疗方案以减轻炎症反应、缓解疼痛、对症治疗为基本目的，并在此基础上针对疾病过程中出现的甲状腺功能异常进行纠正。治疗药物主要包括乙酰水杨酸、非甾体抗炎药、糖皮质激素；给药途径主要包括内服、局部注射、外用涂抹。近年来甲状腺内地塞米松注射治疗SAT的报道较多，在此基础上有临床研究表明，甲状腺内注射地塞米松联合免疫抑制剂（如环磷酰胺）或利多卡因能够缩短疗程，促进症状缓解、增强疗效。此外，超短波治疗以其高频电疗作用能使局部血管扩张，增强病灶局部血液、淋巴循环，改善组织营养代谢，促进炎症吸收。超短波与激素合用能有效缩短激素用药时间，减少激素用量，对SAT具有良好的治疗效果。

中医治疗方面，主要分为复方内服治疗和中药外治两大部分。中医学认为亚急性甲状腺炎属"瘿痈"范畴，是"瘿病"的一种。该病源于外感风热、风温，患者自身正气不足，无力抗邪，病势迅速传变入里而化热，热毒循经壅结于颈前，而成瘿毒，从毒、郁、痰、瘀四个方面进行SAT辨证论治，采用解毒（黄芩、夏枯草、板蓝根、蒲公英等）、治郁（柴胡疏肝散、丹栀逍遥散加减）、化痰（昆布、海藻、猫爪草、白术、薏苡仁、紫苏梗等）、行瘀（桃红四物汤加减）治疗。

第三章

微量元素、麸质饮食、十字花科蔬菜与甲状腺疾病

第一节 碘与甲状腺疾病

碘是合成甲状腺激素的主要原料之一，在维持甲状腺功能中起到重要的作用，人体中的碘水平直接影响甲状腺疾病的发生、发展和预防。因此，碘在甲状腺疾病中扮演着至关重要的角色。了解碘摄入量与各类甲状腺疾病发生的相关性，对甲状腺疾病的防治和维持居民健康均具有重要意义。

碘广泛存在于自然界中，人们主要从饮水、食物和周围环境中摄取。不同年龄段或生理时期对碘需求量有所不同。碘是人体必需的一种微量元素，也是合成甲状腺激素不可缺少的基础物质，对甲状腺的代谢和稳态起重要作用。成年人体内碘含量为 15～20 mg，这些碘大部分都储存在甲状腺中。甲状腺激素对人体生长发育、代谢平衡起到重要的生理作用，如果碘摄入过量或不足，可导致甲状腺功能异常，激素分泌紊乱，引起机体免疫代谢、生长发育等方面的问题，从而导致各种疾病的发生。了解碘在甲状腺激素生理学中的重要作用，有助于了解碘缺乏如何导致甲状腺肿和甲状腺功能减退以及碘过量如何导致甲状腺功能减退或甲状腺功能亢进。

碘在甲状腺内是如何工作的？甲状腺可以被看作碘的有效收集器，碘沿着甲状腺细胞的基底外侧膜被摄取，然后运输到细胞的顶端边缘，最后到达滤泡腔。甲状腺浓缩的碘量同时取决于甲状腺摄取的碘量和甲状腺内已存在的碘量。每天，我们从饮食中摄取的碘化物被有机化，与酪氨酸结合，所生成的碘化酪氨酸将会与碘甲状腺原氨酸偶联。碘甲状腺原氨酸最后以 3，5，3'，5'-四碘甲状腺原氨酸（T_4）和 3，5，3'-三碘甲状腺原氨酸（T_3）的形式分泌。T_4 和 T_3 代表主要的活性甲状腺激素，几乎发挥着所有甲状腺激素的作用。反向 T_3（3，3'，5'-三碘甲状腺原氨酸）和碘化程度较低的甲状腺氨酸也会被少量分泌，但其生物活性有限。尽管每日碘摄入量波动很大，但甲状腺具有多种保护机制，可维持正常的甲状腺功能。

一、碘过量

1996年后我国全面推行食盐加碘计划，随着碘摄入量增加，人群中甲亢的发病率也有增高。之后有研究发现，碘摄入过量，可能增加甲状腺功能亢进、甲状腺肿的发病率；也有研究表明，碘过量地区自身免疫性甲状腺炎、亚临床甲状腺功能减退的发病率也增高，同时会影响甲状腺肿瘤的病理类型。

甲状腺滤泡上皮细胞在维持基本的生理活动时需要一定比例碘的参与，当碘含量出现异常时同样会导致甲状腺滤泡上皮细胞增生异常，从而对甲状腺功能及构造产生影响。

（一）甲状腺功能亢进

碘是合成甲状腺激素的原料，因此，当一段时间内碘摄入量较高时，可能引发甲状腺功能亢进。甲状腺功能亢进的病因主要包括多结节性甲状腺肿、自主高功能腺瘤和Graves病等。碘诱导的甲状腺功能亢进又称"碘性巴塞多病"，于1821年被首次提出。碘诱导的甲状腺功能亢进症的发生与机体的补碘量相关，可由一次或多次大剂量摄入碘或长期摄入较高剂量碘造成，常见于缺碘地区补碘后（即使补充生理剂量的碘）。最初的碘致甲状腺功能亢进主要发生在缺碘地区补碘后，也见于过量使用胺碘酮（一种抗心律失常药物）以及影像科过量使用对比剂等。在中、重度碘缺乏地区，因补碘而导致的碘诱导甲状腺功能亢进的发病率增加，而非碘缺乏地区及高水碘区补碘后并未发生这种现象。

（二）甲状腺肿

生活在日本北部岛屿北海道沿海地区的居民，因常食用大量海藻，尤其是含有大量碘化物的海带，碘化物引起的甲状腺肿约占该地区总人口的10%。据估计，这些居民每天摄入的碘化物可能超过200 mg，而在这些受影响地区限制摄入海带等产品后，这种甲状腺肿现已消失。目前认为，碘摄入过量可能抑制甲状腺激素释放，导致碘聚集在滤泡腔内形成胶质性甲状腺肿。孕妇应避免接触过量碘，因为碘很容易透过胎盘屏障，胎儿可能会出现甲状腺肿。事实上，暴露于过量碘的胎儿可能会出现巨大的甲状腺肿，这可能会导致胎儿呼吸困难甚至窒息。

（三）甲状腺癌

甲状腺癌的发生、发展受到碘缺乏及基因遗传的共同影响。通过既往流行病学等研究，统计甲状腺癌患者居住区域和饮食习惯发现，多数甲状腺癌患者处于碘过量状态，进而认为碘营养失衡能够间接对甲状腺良性结节与甲状腺癌的发病率产生影响。事实上，甲状腺癌的发生和发展受诸多因素影响，碘营养失衡与甲状腺癌之间有一定的相关性，细胞凋亡学说、人类白细胞抗原（HLA）-Ⅱ基因异常表达学说等科学观念，均在一定程度上证实了碘不足或过量可能导致甲状腺癌发生、发展，但目前科学界对此尚无统一认定。

（四）自身免疫性甲状腺疾病

甲状腺是最常受自身免疫性疾病影响的器官，自身免疫性甲状腺疾病（AITD）的发展与碘元素之间存在许多关联，但目前碘与AITD发病的相关性尚不十分明确，碘可在遗传易感的背景下通过诸如甲状腺自身抗原抗体、细胞因子、细胞凋亡等参与自身免疫性甲状腺疾病的发生、发展。当体内存在过量碘时，动物会更频繁地发生自身免疫性甲状腺炎，并且在这种情况下似乎更频繁地产生甲状腺抗体。碘引起甲状腺炎的确切机制尚不清楚，但可能与富含碘的甲状腺球蛋白更具免疫原性有关。在动物模型实验中，碘摄入量的增加也被证明会增加自身免疫性甲状腺病的发生频率和程度。

（五）甲状腺功能减退

碘摄入过量导致的甲状腺功能减退症，又称"碘致性甲状腺功能减退症"。有些人在长期服用碘后容易发生甲状腺功能减退症，因为其过量碘引起甲状腺功能抑制。摄入或暴露于大剂量碘后，碘甲状腺过氧化物酶会受到急性抑制，该酶抑制碘的转化，导致T_3和T_4生成减少，从而引起甲状腺功能减退。这种类型的甲状腺功能减退症是暂时的，在停止接触碘后会消退。碘缺乏地区补碘至碘超量可以促进亚临床甲减发展为临床甲减。另外，碘诱发的甲状腺功能减退症还可发生在潜在自身免疫性甲状腺疾病患者中，并使隐性的甲状腺自身免疫疾病转化为显性。在没有已知甲状腺功能障碍的人群中出现甲状腺功能减退症的情况很少见，但其发生率很难确定，导致此类变化的机制尚未完全明确。

二、碘缺乏

成年人碘缺乏，其缺乏程度的不同对甲状腺健康的影响也不同。重度缺碘可能造成甲状腺功能减退，而轻、中度缺碘则可能增加甲状腺功能亢进、结节性甲状腺肿、甲状腺自主功能结节的患病风险。

（一）甲状腺功能减退

甲状腺功能减退是指由多种原因导致的甲状腺自身合成甲状腺激素不足而引起的全身低代谢综合征，严重缺碘及甲状腺自身免疫疾病是其发生的主要原因；另外，甲状腺功能亢进治疗后、颈部放射暴露史、服用过量免疫抑制剂等也可导致甲状腺功能减退的发生。个体发育的不同时期，碘需求量不同，妊娠期、哺乳期及生长发育期碘需求量较大，缺碘造成的不良后果也较严重，妊娠期碘摄入轻度不足，可影响后代的认知发育。

来自国内的研究发现，轻度缺碘、过量摄碘和超量摄碘组中，显性甲状腺功能减退的累计发生率分别为0.2%、0.5%和0.3%；亚临床甲状腺功能减退症发生率分别为0.2%、2.6%、2.9%；自身免疫性甲状腺炎发生率分别为0.2%、1.0%和1.3%。缺碘与碘过量均可能导致甲状腺功能减退和自身免疫性甲状腺炎。

（二）结节性甲状腺肿

中、重度缺碘时机体为维持甲状腺功能稳定，TSH代偿性升高，刺激甲状腺上皮细胞过度增生而形成弥漫性甲状腺肿和结节性甲状腺肿，从而增加了甲状腺结节的发生率。一项研究通过对比轻度缺碘区（88 μg/L）、碘超足量区（214 μg/L）、碘过量区（634 μg/L）甲状腺肿及甲状腺结节的发病情况发现，结节性甲状腺肿的累积发病率分别为5.0%、2.4%和0.8%，多见于碘缺乏区。另有研究显示，低碘性结节性甲状腺肿的发病率显著高于高碘性结节性甲状腺肿。而对于甲状腺结节，有研究结果表明，在很多中度缺碘的地区（浓度为30～40 μg/L），甲状腺结节的数量随缺碘的严重程度而增加。Chen等学者研究发现，尿碘低的人群更易出现甲状腺结节，且女性人群尤为显著。总之，碘异常可能与结节性甲状腺肿的形成或加重有关。

（三）甲状腺癌

碘摄入不足可能增加TSH释放，从而提高甲状腺癌的发生风险，进一步对碘不足和甲状腺癌发生的相关机制进行探讨发现，碘介导细胞生理活动的途径为有丝分裂，其可削弱体内P35蛋白（具有抗凋亡作用）的表达，而增强P21蛋白（具有凋亡作用）的表达。既往研究显示，碘不足导致的甲状腺癌发生机制可能存在3种途径：①人体内碘含量不足导致甲状腺激素分泌量降低，TSH分泌增加，促进甲状腺滤泡增长，同时促进新血管生成，在诱发弥漫性甲状腺肿、结节性甲状腺肿、非典型性增生等病变后，逐渐演变成甲状腺癌；②滤泡细胞对促TSH反应性增加，刺激滤泡细胞增殖；③诱导表皮生长因子表达，同时减少转化生长因子表达，从而促进滤泡细胞增殖继而发生甲状腺癌。

甲状腺癌的发生发展受多因素、多基因、多阶段等的影响。碘营养失衡与甲状腺癌之间有显著的相关性，碘不足或过量均可导致甲状腺癌发生、发展，且两者间为辨证统一关系。为降低甲状腺癌发生率，需指导民众科学补碘。

三、常见食物碘含量

碘广泛存在于各种食物中，但加工食品、海鲜和加碘盐是饮食中碘的主要来源。青少年和成人推荐每日摄入碘含量150 μg，怀孕和哺乳期妇女为250 μg。

膳食中的碘被摄入胃肠道并迅速被吸收到血液中，碘摄入量和尿液排泄量之间处于动态平衡中。国际公认的评估碘浓度的途径为尿碘浓度，成本低且容易获取，目前国际推荐尿碘在100～200 μg/L为适宜水平，大于200 μg/L为偏高，大于300 μg /L为过高。前面说到，大多数甲状腺疾病与碘摄入量呈U形曲线关系。严重碘缺乏危害极大，必须积极进行干预。在轻、中度缺碘地区补碘可使部分甲状腺疾病患者获益，但在补碘后可能出现一过性甲状腺功能亢进、亚临床甲状腺功能减退和AITD的发病率增加，避免补碘过量，可减少这些问题的发生，以下列举一些常见食物的含碘量。

海藻类：包括海带、紫菜、裙带菜、发菜等。干海带中含碘量高达36 240 μg/100 g，是单位含碘量较高的食物。

碘盐、鸡精：目前，中国加碘盐的一般含碘量为2000～3000 μg/100 g，鸡精约含碘766 μg/100 g。

海贝类家族：贻贝（也称"青口贝"，晒干后为淡菜）含碘约为346 μg/100 g，虾皮约含碘264.5 μg/100 g，海虾仁、虾米的含碘量为82.5 μg/100 g。

腌制物：火腿、咸鱼、熏肉、腊肠、豆腐干或罐头食品等含碘量均较高。虾酱中约含碘166.6 μg/100 g，广式小香肠中含碘量约为91.6 μg/100 g，豆腐干的含碘量为46.2 μg/100 g。

蛋类：蛋类也含少量碘，主要集中在蛋黄。其中，最高为鹌鹑蛋37.6 μg/100 g，其次为鸡蛋27.2 μg/100 g，鸭蛋为5～6 μg/100 g。

坚果类：核桃、松子仁、开心果、杏仁等，含碘量为8～35 μg/100 g不等，加工程度越高含碘量越高。

肉类：鸡肉、牛肉、羊肉等平均含碘量约为10 μg/100 g。

豆类及豆制品：含碘量为7～10 μg/100 g不等。

海鱼：小黄鱼中含碘量为5.8 μg/100 g，带鱼含碘量为5.5 μg/100 g，马哈鱼、鲅鱼的含碘量与淡水鱼类相差无几，甚至比蛋肉类含碘量还要低。

第二节　硒与甲状腺疾病

碘在体内参与甲状腺素的合成，发挥重要的生理作用。而另一种微量元素——硒（Se），同样与甲状腺有着密不可分的联系。甲状腺是人体内硒含量最高的器官，单位体积的硒含量也高于其他组织。

近年来，硒一直是科学研究的热点。硒元素最早于1817年被瑞典化学家贝尔塞柳斯（Berzelius）发现。自1957年开始，科学家发现硒有防止肝脏坏死的作用，从此关于硒的研究逐渐展开，人类开始认识到硒是生命所必需的微量元素。

人体很多重要生理活动均有硒的参与。硒作为硒代半胱氨酸的构成成分，并进一步构成各种特异性硒蛋白而发挥生理作用，硒蛋白也是硒元素在体内的主要存在形式。人体内目前发现的硒蛋白多达25种以上，主要的硒蛋白家族有谷胱甘肽过氧化物酶系（GPXs），硫氧还蛋白还原酶系（TXNRDs）和碘化甲状腺原氨酸脱碘酶系（DIOs），参与甲状腺激素代谢、氧化还原状态的调节以及保护甲状腺免受氧化损伤。谷胱甘肽过氧化物酶（GPX）催化过氧化氢和有机过氧化物的还原，从而保护细胞免受氧化应激损伤，该酶中硒代半胱氨酸位于蛋白的催化部位，所以把硒认为是一个抗氧化剂；硫氧化还原蛋白还原酶（TXNRD）和还原型辅酶 II（NADPH）构成了硫氧化还原系统，这是所有有机生物细胞内的主要氧化还原系统，这个系统对胚胎发育也起着至关重要的作用。脱碘酶（DIO）主要在 T_3 和 T_4 的转化中起到作用，脱碘酶1（DIO1）和脱碘酶2（DIO2）可以通过除去 $5'$-碘将 T_4 转化为 T_3，从而激活 T_4，而 DIO1 和脱碘酶3（DIO3）可以通过将 T_4 转化为无生理活性的 rT_3 来阻止 T_4 被激活。在甲状腺外，DIO2 负责靶组织中 T_4 到 T_3 的局部转化。因此，硒蛋白家族不仅直接参与甲状腺激素的合成、转化和代谢，更能够调节甲状腺内部氧化还原状态，保护甲状腺免受氧化应激的损伤。硒对甲状腺的病理影响其实主要就是体现它在氧化应激方面的作用。硒蛋白的这一抗氧化特性与其在 AIT、Graves 病情况下使用硒补充剂作为治疗的生物学原理密切相关。

一、硒与甲状腺功能、形态的相关性

在人类群体中，硒影响甲状腺代谢的第一个例子来自一个严重缺碘和中度缺硒的中非人群，科学家发现补充硒导致健康儿童血清 T_4 浓度降低，而血清 TSH 浓度没有随之升高。从硒制剂与甲状腺功能关系方面（以 T_3、T_4 检测为主）来看，目前的几项研究发现，补硒并未能够对甲状腺功能造成改变，也没有提出人体内硒含量水平与甲状腺功能的相关性。大部分研究认为，只有当体内硒缺乏较明显时，大量补充硒才有可能对甲状腺功能产生影响。

从硒制剂与甲状腺形态关系角度看，大部分研究认为硒对甲状腺肿、甲状腺组织的损害具有一定保护作用，如法国的一项研究发现，体内硒状态与甲状腺体积呈负相关，硒水平越低，甲状腺体积可能越大。在碘充足的个体中，硒状态对甲状腺大小的影响比碘缺乏的个体更明显，碘缺乏仍是主要的驱动因素。缺硒与甲状腺肿大是否存在直接的因果关系，目前科学界尚未得出有效论证。

二、硒与自身免疫性甲状腺疾病

近年来，自身免疫性甲状腺疾病（autoimmune thyroid disease，AITD）的发病率逐年增高，硒作为一种必需的微量元素，与其发病机制有关，大多数研究将硒的免疫调节作用归因于其抗氧化特性。目前，多项研究显示硒在自身免疫性甲状腺疾病的治疗领域具有一定的潜在作用。

（一）硒与桥本甲状腺炎

桥本甲状腺炎（hashimoto thyroiditis，HT）是最常见的一种自身免疫性甲状腺疾病，发病率女性高于男性，多以甲状腺抗体滴度升高为主，无特异性临床表现，是引发甲状腺功能减退的最常见原因。组织病理学以甲状腺内淋巴细胞浸润为特征。发病机制为具有遗传易感性的个体在环境因素触发下，发生免疫耐受失衡，产生针对甲状腺自身抗原的自身抗体，甲状腺组织逐渐被破坏。本病通过血清 TPOAb 和 TgAb 的滴度阳性以及超声检查进行诊断，通过 TSH 变化水平来监测疾病进程。

国内施秉银教授在陕西省开展的一项流行病学调查研究显示，缺硒地区总体甲状腺疾病（甲状腺功能减退、亚临床甲状腺功能减退、自身免疫性甲状腺炎及甲状腺肿大）患病率显著高于富硒地区，而低硒水平与桥本甲状腺炎患病风险增加显著相关，这是一项基于社区的样本量较大的研究，包含了 2 个地区 6000 多例病例，是目前较具有说服力的一项横断面研究。Wang 等学者开展的一项包含 364 例桥本甲状腺炎患者的临床试验显示，硒治疗后患者的血清硒浓度显著增加，之后在治疗第3个月、6个月时TPOAb滴度分别下降了10.0%、10.7%，未接受硒治疗的患者在随访期间TPOAb滴度有增长趋势；除此之外，补充硒对桥本甲状腺炎患者抗体的影响似乎受硒蛋白P（SELENOP）基因多态性的影响：这其中有几个亚型，AA基因型患者的TPOAb滴度比GA或GG基因型患者的血清TPOAb滴度下降更多，分别下降46.2%、14.5%和9.8%。我们在临床中也发现，患者补充硒制剂的缓解程度不一，这种多态性的基因分型研究可能有助于确定哪些桥本甲状腺炎患者对硒补充反应最好。Nacamulli等学者的研究围绕生理剂量的硒制剂是否能够影响桥本甲状腺炎的疾病进程这一问题，将76例受试者随机分为空白对照组和硒治疗组，结果表明，在随访6个月后，接受硒治疗能有效预防甲状腺回声降低，在长达12个月的随访中，硒治疗组TPOAb和TgAb水平能够持续性降低。

自2002年以来，大约有20项试验调查了补充硒对桥本甲状腺炎的影响。尽管因为这些来自世界各地的临床试验的异质性太大，无法进行荟萃分析，但大部分分析结果发现，补充硒的HT人群与使用安慰剂相比，TPOAb浓度下降。然而，随后对试验的系统回顾和荟萃分析得出结论，却没有得出硒制剂对临床疗效重要性的证据，如硒补充剂对疾病缓解、降低左旋甲状腺素剂量或改善生活质量的影响。另外有一些研究质疑，仅凭TPOAb滴度的降低是否足以保证硒补充剂作为常规使用药物。此外，一项荟萃分析显示，与安慰剂相比，硒补充剂的不良反应风险增加，其中，胃不适是最常见的不良反应，但暂无严重的副作用或因毒性而住院的报道。笔者认为，我们在评价硒疗效的同时，仍要注重硒制剂对桥本甲状腺炎患者病情是否缓解、疾病进程是否延缓、$L-T_4$的使用剂量能否下降、生活质量能否改善等维度，从而作出更加系统准确的结论。

（二）硒与Graves病

Graves病（graves disease，GD）是自身免疫性甲状腺炎的一种，是甲亢最常见的病因，与自身免疫、遗传、环境因素等有关，其特征是甲状腺激素受体（thyroid stimulating hormone receptor，TSHR）的抗体（TRAb）被激活，导致甲状腺激素过度分泌。Graves病好发于女性群体，其主要临床表现为多食、易饥、多汗、心慌等高代谢症候群以及甲状腺弥漫性肿大和眼征等。临床可见 T_3、T_4 升高，TSH下降，TRAb阳性是诊断该病的重要指标。治疗以抗甲状腺药物为主，较少使用 ^{131}I 或手术治疗。

国外两项关注 Graves 病程的研究，发现 Graves 病情达到缓解的患者，血清硒浓度高于复发患者；新诊断为 Graves 病的患者血清硒浓度低于对照组，提示硒浓度可能是影响 Graves 病程的因素之一。一项研究对 429 例 Graves 甲亢患者进行随机双盲试验发现，在抗甲状腺药物的基础上联合硒制剂能延长患者的缓解期，并对眼病有一定的缓解作用。

较多的研究关注点在于硒与 Graves 眼病的相关性。研究发现，Graves 病合并眼病的患者血清硒浓度往往低于单独患有 Graves 病的患者，提示硒缺乏可能是 Graves 眼病的一个独立危险因素。另外，在轻度 Graves 眼病中，接受硒制剂的患者生活质量提升、眼部受累减轻、疾病进展减缓，在一项研究中这种益处持续累积了 12 个月。

在硒制剂与抗甲状腺药物合并治疗 Graves 病方面，两项研究提出，在 Graves 病的甲巯咪唑治疗中添加硒治疗，甲状腺功能恢复的速度比单独使用甲巯咪唑治疗更快。

血清硒在机体免疫方面起重要作用，作用机制虽尚未完全明确，但早期给予相关治疗可在 Graves 病及相关眼病治疗过程中发挥积极作用。

三、硒的摄入与补充

硒元素在谷物、海鲜、动物内脏中含量较高，主要通过谷物、海藻类和富硒的动物饲料进入人类食物链。含硒较高的食物包括蛋类（鹅蛋、鸭蛋）、猪肉、大蒜、海鲜、魔芋、毛豆、黑芝麻、富硒茶等。硒的分布不均，与全球各地区土壤含硒状态有关。全球摄入硒水平的差距也非常大，中国、日本以及北美地区，硒摄入量相对充足，而欧洲地区硒摄入量相对不足。自然界中存在的硒大多数是无机硒，通过硒酵母制剂，转化成有机硒进入体内发挥作用。此外还要注意，缺硒会造成克山病，这是一种可导致充血性心肌病的疾病。硒过量则会导致皮肤损害、毛发脱落、癌变及神经系统损害甚至硒中毒的表现。

缺硒与多种甲状腺疾病的发生存在着联系。补硒是否可达到防治甲状腺疾病的作用，成为目前关注的热点。究竟是否应该补硒？目前研究得出，硒状态与疾病风险之间呈现一种U形关系，显示了膳食硒摄入不足、充足和过量对硒状态的影响。当人体内硒含量偏低时，疾病风险会很高，建议增加膳食硒的摄入量；而当硒水平处于最佳状态、符合膳食摄入建议时，疾病风险将较低，建议不补充；硒状态高时患病风险高，因此也建议不补充。

第三节　麸质饮食与甲状腺疾病

近年来，无麸质饮食被认为是一种健康的饮食方式，尤其在欧美国家广为流行。相关研究提示麸质饮食不仅与乳糜泻有关，而且与甲状腺疾病间接地存在某种关联。

一、麸质蛋白

麸质蛋白又称"麸朊""麦胶""面筋""面筋蛋白""骨胶蛋白""谷蛋白"，是一种贮藏蛋白复合物，主要由醇溶蛋白和麦谷蛋白组成。要注意的是，麸质与麦麸不是一回事，麦麸是外面的麸皮，麸质是里面的蛋白质。麸质是目前唯一规定限量阈值的食品过敏原成分，广泛存在于小麦、黑麦、燕麦等植物学上与小麦近亲的谷物中。病理学研究发现，世界上有1%～2%的人口对麸质过敏，从而导致某些疾病的发生，包括与自身免疫相关的乳糜泻等病症。

随着病理学研究的深入和诊断技术的更新完善，研究显示，近年来中国乃至全球乳糜泻发病率呈上升趋势，且呈世界性分布。将饮食调整为无麸质是对乳糜泻治疗的主要且有效方式。因此，对无麸质食品的研究日益受到关注。

二、无麸质饮食

无麸质饮食（gluten-free diet，GFD）又称"无谷蛋白饮食"，在欧美是一种非常流行的饮食方式，其群体以乳糜泻患者居多。根据相关操作流程和食品规范，以不含麸质的原料生产或制作的食品称为"无麸质食品"，海鲜、蔬果、米类、豆类、坚果类、未加工肉类、乳蛋等为常见的天然无麸质食品。

欧盟规定当食品麸质含量小于100 mg/kg，可标注为"极低量麸质"，当食品麸质含量低于20 mg/kg可标注为"无麸质"。日本、美国、加拿大、澳大利亚和新西兰等国也规定了麸质含量在食品标签中的相关标识要求。我国目前尚未发布麸质食品的相关标准。

三、乳糜泻

乳糜泻（celia disease，CD），又称"谷蛋白/麦胶敏感性肠病""麦胶蛋白性肠病""小麦麸质过敏""特发性脂肪泻""非热带口炎性腹泻"等，是由基因易感的人群摄入含有麸质蛋白的谷物及其制品而引起的小肠黏膜损伤的慢性、自身免疫性、炎症性肠病。

乳糜泻在北美、北欧、澳大利亚发病率较高，在全球发病率可达1%，且在任何年龄均可发病。在中国曾被认为是罕见病，但近几年来接连报道了多例乳糜泻病例，且从中国人群乳糜泻易感基因携带率和小麦消费量等方面分析显示，中国人群患病风险远比原先预计得高，应引起人们的重视。乳糜泻典型的症状包括腹痛、腹泻、生长缓慢或体重减轻，更常见的是吸收不良的间接后果，如营养异常、贫血和骨质疏松等。另外，有研究表明，乳糜泻患者患其他内分泌疾病的风险，特别是自身免疫性内分泌疾病的风险比一般人群高。

四、乳糜泻与甲状腺疾病的关系

乳糜泻与甲状腺疾病是相互联系、相互影响的。多项研究表明，乳糜泻患者的甲状腺疾病患病率相比于普通人群有所增高。在患有乳糜泻的个体中，大部分患者伴有甲状腺疾病，包括自身免疫性甲状腺疾病（桥本甲状腺炎、Graves病）以及由甲状腺自身免疫性疾病引发的甲状腺功能减退与亢进、Graves眼病，还有甲状腺癌。未发现乳糜泻与其他甲状腺炎性疾病以及甲状腺良性结节的相关性研究。

在患有甲状腺疾病的乳糜泻患者中，以自身免疫性甲状腺疾病最为多见，这其中又以桥本甲状腺炎患者居多。在性别方面，无论是自身免疫性甲状腺疾病还是乳糜泻，都以女性更为多见，或女性的症状更为明显。在疾病进程方面，甲状腺疾病会伴随乳糜泻的进展而发病。

遗传机制、免疫学机制可能是乳糜泻与甲状腺疾病存在关联的因素。此外，某些胃肠道疾病可导致一些营养物质吸收不良，从而引起相关慢性病、免疫系统疾病。碘、硒、维生素D和谷蛋白对自身免疫性甲状腺病均存在不同程度的影响，乳糜泻患者与普通人群相比更容易缺乏维生素D、硒等元素，从而更易导致甲状腺疾病的发生。

乳糜泻与甲状腺疾病的研究，多集中在其与自身免疫性甲状腺炎上。多项研究表明，自身免疫性甲状腺疾病，特别是桥本甲状腺炎，可能经常与其他器官特异性、免疫介导性疾病有关，乳糜泻是其中之一。自身免疫性甲状腺疾病患者的乳糜泻患病率明显高于一般人群，为2%~5%，是一般人群的5~10倍，其中成人患病率为4.1%，儿童患病率为7.8%。

甲状腺相关眼病是一种累及眼眶及眶周组织的自身免疫性炎症性疾病，主要发生在Graves病患者中。有研究表明，乳糜泻可能是病因不明的眼病发展的重要原因之一。这些眼部相关症状包括夜视、干眼、白内障、甲状腺相关眼病、葡萄膜炎、视网膜中央静脉阻塞和眼神经表现。在Graves病伴有甲状腺相关眼病的患者中并发其他自身免疫性疾病，包括乳糜泻的概率较无甲状腺相关眼病的Graves病患者高。然而，这个概率与在自身免疫性疾病患者中观察到的没有显著差异。

五、无麸质饮食与甲状腺疾病

采用无麸质饮食是乳糜泻治疗的主要方式，大量文献研究了乳糜泻治疗对各种自身免疫性疾病的发病和预后的影响，研究热点集中在自身免疫性甲状腺疾病上，但最终的研究结果是相互矛盾的。目前主要存在着两种观点。

（一）无麸质饮食对甲状腺疾病有积极作用

无麸质饮食对自身免疫性甲状腺疾病的发生与进展有一定的临床益处，其对甲状腺疾病的积极作用主要体现在两个方面：一方面是直接作用于导致甲状腺疾病发病的相关抗体。有研究表明，无麸质饮食可降低血清TPOAb和TgAb的滴度，甚至在坚持无麸质饮食的过程中消失。另一方面是通过无麸质饮食治疗乳糜泻，改善了肠道的吸收状况，使血浆中的血红蛋白、铁蛋白、维生素D和甲状旁腺激素等得到改善，增加了血清25-羟基维生素D的水平（这一作用与TPOAb滴度的变化有关），降低了促炎细胞因子的循环水平，进而降低甲状腺自身免疫性疾病的罹患风险或使其得到更好的控制。另外，肠道吸收得到改善还有助于甲状腺药物更好地吸收，减少用药剂量，发挥疗效，改善甲状腺功能障碍，对甲状腺疾病的治疗产生积极作用。

基于此种观点认为，对于乳糜泻应予以早期诊断。对无麸质饮食的实施，无论是从治疗乳糜泻疾病方面还是降低自身免疫性疾病的患病风险方面，都提倡早期并且终生坚持。

（二）无麸质饮食对甲状腺疾病无作用

与上述观点相反地是，有一些研究认为谷蛋白暴露的持续时间对促进自身免疫性甲状腺炎的发展并不是至关重要的，谷蛋白的戒断并不能有效防止自身免疫性疾病的发生，自身免疫性甲状腺疾病和甲状腺功能障碍与无麸质饮食的依从性无显著相关性。另外，无麸质饮食作为乳糜泻的首选治疗方式，尽管严格遵从无麸质饮食，许多乳糜泻患者仍有持续的临床症状和与健康相关的生活质量下降。

值得注意的是，以上的这些研究大多数是针对乳糜泻设立的，并非针对于甲状腺疾病而专门设立的研究方案，所以在设计上可能会忽略对与自身免疫性甲状腺疾病发生发展相关的其他因素的控制，如食物中的碘含量、性激素、感染、药物以及精神因素等。这些相关因素在研究中没有被充分提及，故研究所得出的结论存在着争议。另外，地域差异、种族差异、是否合用甲状腺药物替代治疗、随访的时间长短、样本量大小也对研究结果有着一定程度的影响。故无麸质饮食是否对甲状腺疾病有益及能在多大程度上预防或改善腺体自身免疫，有待进一步完善临床设计与研究。

六、无麸质饮食注意事项

无麸质饮食虽被认为是一种健康的饮食，却可能存在着一些营养缺陷，如铁、钙、硫胺素、核黄素和叶酸的缺乏。另外有研究显示，与未进行无麸质饮食治疗的患者相比，接受无麸质饮食治疗的患者血液和尿液中某些重金属的含量较高，包括砷、汞、铅和镉。

在我国，无麸质食品研发起步晚，且无明确标属"无麸质"的市场化产品，从而导致无麸质食品不容易被找到。在无麸质饮食的实施上，严格的无麸质饮食很难维持，甚至可因此引起一定程度的焦虑。

在甲状腺疾病的受益人群方面，通过大量的研究，我们不难发现无麸质饮食可能主要对乳糜泻和甲状腺疾病尤其是自身免疫性甲状腺疾病并存的患患者群有效，因此，在甲状腺疾病中，筛查出乳糜泻患者可能就显得尤为重要。而对于没有乳糜泻的甲状腺疾患者群，目前缺少相关的临床研究。由于无麸质饮食可能存在着一些营养缺陷等问题，故不鼓励在没有乳糜泻疾病的人群中推广无麸质饮食。现有证据还不足以将无麸质诊疗计划纳入自身免疫性甲状腺疾病的常规诊疗当中。

综上所述，麸质与甲状腺疾病的关联更多的是一种间接相关，主要通过乳糜泻这一疾病产生一定的相关性。在甲状腺疾病中，乳糜泻与自身免疫性甲状腺疾病关系较为密切。无麸质饮食是治疗乳糜泻的首要方式，其对自身免疫性甲状腺疾病及其所致的甲状腺功能异常也存在着不同程度的影响。无论在临床还是在基础研究方面，无麸质饮食在甲状腺疾病发生、发展及治疗中的作用均值得进一步探索。

第四节 十字花科蔬菜与甲状腺疾病

十字花科蔬菜富含许多抗氧化物质、营养素和含硫化合物。我国常见的十字花科蔬菜种类包括：白菜类、甘蓝类、芥菜类和萝卜类四大类。其中甘蓝类硫苷含量最高，如结球甘蓝、西兰花、菜花等，后依次为白菜类（大白菜、菜薹等）、芥菜类、萝卜类（白萝卜、红萝卜等）。甘蓝类的硫苷含量是白菜类和芥菜类的10倍多，是萝卜类的15倍多。

众所周知，蔬菜水果普遍具有防癌抗癌的作用。十字花科蔬菜的防癌抗癌作用尤为明确和突出。也正因如此，《中国居民膳食指南》在建议每天摄入500 g蔬菜时，其中特意推荐了十字花科蔬菜。十字花科蔬菜具有的防癌抗癌作用是由于其含有植物化学物质——异硫氰酸酯和吲哚等，这些天然化合物已经被证实具有很好的抗癌作用。流行病学研究也表明，十字花科蔬菜能降低一些癌症的发生风险，如肺癌、结肠癌、乳腺癌等。其中抗癌作用较突出（研究较多）的十字花科蔬菜有西兰花（绿菜花）、萝卜、甘蓝、卷心菜等。当然，像其他蔬菜一样，十字花科蔬菜的抗癌作用很可能也是多种因素（如维生素、叶绿素、胡萝卜素、黄酮类等）共同作用的结果，而不仅是靠异硫氰酸酯。

但常见的致甲状腺肿的食物就是十字花科植物。在这些食物中含有硫代葡萄糖苷（简称"硫苷"），硫苷可在相关酶的作用下降解，生成致甲状腺肿素，会阻碍甲状腺对碘的吸收与利用，造成人体内甲状腺激素生成障碍，导致甲状腺肿大，因而硫苷具有微弱的致甲状腺肿作用。有资料显示，除非短时间内大量食用十字花科食物（如每天食用500～1000 g西兰花）才可能导致体内致甲状腺肿素含量过高。因此，如果没有每天连续、大量、生食西兰花等十字花科蔬菜，没有必要担心会甲状腺肿大。吃煮熟或焯烫过的十字花科蔬菜可使其中的大部分酶失活，硫苷无法顺利转化为致甲状腺肿素，这样使甲状腺肿素生成率明显下降，大大降低了甲状腺患病风险。

离开"数量"判断某种食物"能不能吃"都是伪命题。首先，需要短时间内大量食用十字花科蔬菜，相当于每天吃 2000 g 的西兰花、萝卜、卷心菜等；其次，处于低碘地区并且吃不到海鲜和碘盐，或者同时食用富含类黄酮的水果（苹果、梨、葡萄、橘子）。除了上述情况外，一般的甲亢、甲减、甲状腺结节、甲状腺癌的患者都可以适当增加十字花科蔬菜的摄入。尤其是平时经常进食海产品以及沿海地区的人群，进食十字花科蔬菜能有效降低高碘对于甲状腺的刺激作用，其中富含的大量抗氧化剂更能保护全身细胞免受各种有毒物质的侵袭。

第四章

甲状腺疾病日常饮食及中医调养

第一节 甲状腺功能亢进症

一、营养元素

（一）碘元素

众所周知，碘是合成甲状腺激素的重要原料，当一段时间内持续碘摄入量较高时，可能引发甲状腺功能亢进症。甲状腺功能亢进症的病因主要包括多结节性甲状腺肿、自主高功能腺瘤和Graves病等。其中，一次或多次大剂量摄入碘或长期摄入较高剂量碘可造成碘诱导的甲状腺功能亢进症，常见于缺碘地区补碘后（即使补充生理剂量的碘），也见于过量使用胺碘酮以及影像科过量使用造影剂等。所以甲亢患者需避免长期大量摄入碘元素，包括海带、紫菜、海鱼虾等海产品及含碘量丰富的调料等。

（二）硒元素

Graves病是自身免疫性甲状腺炎的一种，是甲亢最常见的病因，硒元素对甲亢的影响，较多的研究关注于硒与Graves眼病的相关性。研究发现，Graves病合并眼病的患者血清硒浓度往往低于单独患有Graves病的患者，提示硒缺乏可能是Graves眼病的一个独立危险因素。另外，在轻度Graves眼病患者中，接受硒制剂的患者生活质量提升、眼部受累症状减轻、疾病进展减缓，在硒制剂与抗甲状腺药物合并治疗Graves病方面，研究提出了在Graves病的甲巯咪唑治疗中添加硒治疗，甲状腺功能恢复的速度比单独使用甲巯咪唑更快。血清硒在机体免疫方面起重要作用，作用机制虽尚未完全明确，但早期给予相关治疗可能在Graves病及相关眼病治疗过程中发挥积极作用。

（三）铁元素

铁状态的稳定是维持机体正常生理活动的必要条件，引起铁缺乏的原因主要有月经过多、消化系统疾病慢性失血。妇女月经量大、营养不良、吸收障碍或急慢性失血均会导致血红蛋白及红细胞性状发生改变，进而引起铁缺乏症甚至是贫血。甲亢患者合并贫血多以小细胞低色素性贫血为主，甲亢时机体处于高代谢状态，消化系统兴奋性增加，食欲亢进，肠蠕动增加，易发生腹泻，可能导致铁吸收减少，进一步加重缺铁。铁缺乏又致含铁酶活力下降，进而导致慢性萎缩性胃炎，内因子缺乏，维生素B_{12}吸收障碍，进而加重铁吸收障碍。

　　铁是甲状腺激素合成的初始阶段所必需的元素，铁缺乏往往与碘缺乏共存，并可能损害甲状腺功能，同时铁缺乏会削弱碘补充的有效性，应加以纠正，以最大限度地发挥碘补充的功效。甲亢性贫血患者中，轻度贫血可随甲亢治疗而恢复正常，74.9%的中度贫血也随甲亢的缓解而完全恢复，只有25.8%的中度及重度贫血患者，甲亢得以控制但贫血仍未被纠正。上述患者加用铁剂治疗后贫血可较快恢复正常，这为重度甲亢性贫血患者的治疗提供了新的思路。

二、日常饮食注意事项

　　对甲亢患者而言，适宜的饮食调控，配合科学的治疗，可以全面提升疾病的治疗效果，缩短病程，延缓复发。基于此，甲亢患者的饮食调控至关重要，不容忽视，日常生活中有些食物不宜多吃，有些食物则可适当多食用。甲亢患者饮食方面的注意事项主要包含以下几个方面。

（一）注意补充热量、碳水化合物及蛋白质

　　甲亢患者，甲状腺激素分泌过多，机体处于高代谢状态，导致蛋白质、碳水化合物和脂肪的分解增快，全身组织细胞的氧消耗及热量产生增多，机体需要补充足够的能量，维持正常的基础代谢和身体机能。因此，甲亢患者需要选择高热量、高碳水、高蛋白的食物摄入。一般热能的需量比正常人增加50%~75%，每天宜供给12 000~14 000 J的热量，也可根据实际需要适当调整，由于部分甲亢患者消耗增多，吃得也增多，建议少量多餐的营养均衡饮食来满

足其新陈代谢的需要；同样，碳水化合物的补充也很重要，如粉皮、藕粉、馒头、面包、米饭、蔗糖及甜食；蛋白质的摄入也不可忽视，比如瘦肉、蛋类、豆腐等。

（二）注意补充维生素及矿物质

甲亢患者，由于高代谢状态，往往会出现维生素和矿物质的缺乏，同时在药物治疗过程中，也需要补充维生素，因此在饮食方面需要注意增加富含维生素和矿物质的食物摄入。水果可选择苹果、梨、樱桃、枇杷、菠萝等；蔬菜可选择白菜、荠菜、菠菜、番茄、茄子、南瓜、黄瓜、藕、冬笋、青椒、苜蓿、豌豆苗、胡萝卜等；肉类可选择猪肉、鸡肉等；蛋类；海鲜可选择鳖甲、蟹等。

（三）注意补充钙磷等微量元素

甲亢患者，机体代谢较快，钙磷排泄增多，容易出现钙磷流失，导致骨质疏松等并发症，因此需要定期监测电解质，注意补充钙磷。平时可多补充深色蔬菜、骨头汤、奶制品等含钙食物，有效预防钙的流失及骨质疏松；对钙磷流失较多或骨质疏松较重的老年患者，建议除食物补充外，还应根据实际病情酌情服用钙制剂等药物。同时根据患者实际情况，适度补充磷、钾、镁、锌等微量元素。

（四）注意控制纤维素

部分甲亢患者会伴有腹泻甚至乳糜泻的情况，在此阶段需要控制大量富含膳食纤维的食物摄入，以防加重腹泻。

（五）注意避免刺激性食物

贪食辛辣炙煿之品也是引起甲亢的一个重要诱因，甲亢患者，高代谢状态下，避免浓茶、浓咖啡等刺激性饮料，戒烟、戒酒，禁食辛辣刺激性食物，减少刺激性食物引起神经兴奋等身体不适。

三、中医证候及饮食

（一）证候一：肝郁气滞证

颈部或见肿大，可有颈部肿胀感，或咽部异物感，情绪不畅，急躁易怒，喜太息，腹胀便秘。舌质淡红，苔薄白，脉弦。

1 粥养方

皮蛋瘦肉粥

（1）食材用料

大米、皮蛋、猪瘦肉、生姜少许、香葱一根。

（2）制作步骤

① 大米清洗后加入少量油。

② 皮蛋剥壳，切小块。

③ 猪肉切丝，加入少量盐与料酒，腌制 15 min。

④ 将米放入锅中，加入清水 2 L，大火煮开后加入猪肉丝，改成文火熬煮 30 min，用勺子多次搅拌，避免粘锅底。

⑤ 当大米煮熟，粥水浓稠时，加入皮蛋，不断搅拌，煮 10 min。

⑥ 放入姜丝，加食盐（无碘盐）调味，撒入葱末。

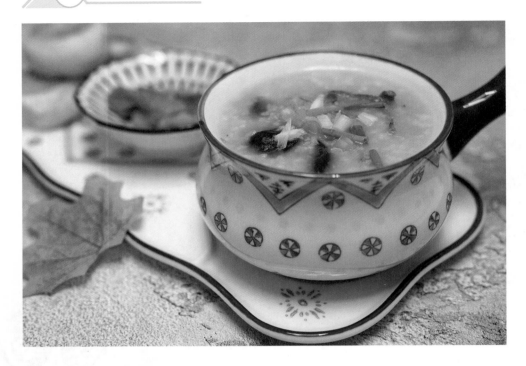

（3）功效

皮蛋又称"松花蛋"，不仅有特殊风味，还有一定的药用价值。王士雄的《随息居饮食谱》中说："皮蛋，味辛、涩、甘、咸，能泻热、醒酒、去大肠火，治泻痢，能散能敛。"猪瘦肉中含蛋白质、脂肪、碳水化合物、多种维生素及微量元素。皮蛋瘦肉粥可健脾益胃，润喉清热，调节烦躁、失眠。

陈皮红豆粥

（1）食材用料

赤小豆、陈皮、大米。

（2）制作步骤

① 将赤小豆洗净，提前一晚浸泡。

② 将浸泡的赤小豆、大米、洗净的陈皮放入锅中，加入适量清水。

③ 大火煮开，转文火，直至赤小豆煮软烂。

④ 可依据个人口味，放入适量红糖。

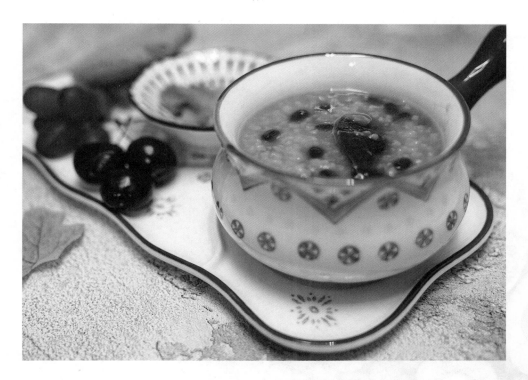

（3）功效

　　陈皮味苦、辛，性温，归肺、脾经，可理气健脾，燥湿化痰。赤小豆味甘、酸，平，归心、小肠经，可利水消肿。陈皮红豆粥一则可理气，缓解咽部异物感、情绪不畅，二则可健脾，缓解腹胀纳差。

玫瑰花百合粥

（1）食材用料

　　玫瑰花、百合、大米。

（2）制作步骤

① 将玫瑰花洗净，加入水中熬煮20 min，然后滤去花渣。

② 将大米、百合放入滤去玫瑰花渣的水中，大火煮开后转文火。

③ 待大米煮软烂后，盛出食用。

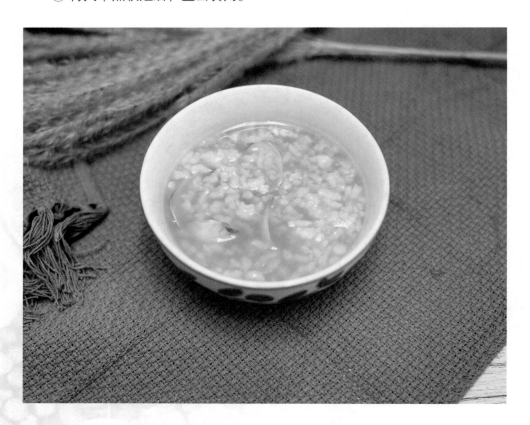

（3）功效

玫瑰花味甘，性温，入肝、脾二经，可行气解郁和血。百合味甘，性寒，归心、肺经，可清心安神。玫瑰百合粥一则行气解郁，改善情绪急躁易怒，或情绪低落。二则可活血理气，改善女性月经不调的问题。三则安神，改善甲亢患者亢奋难眠的情况。

2　汤炖品

胡萝卜玉米排骨汤

（1）食材用料

　　胡萝卜、玉米、排骨。

（2）制作步骤

　　① 将胡萝卜、玉米洗净，切成小块。

　　② 将排骨洗净，焯水备用。

　　③ 在锅中加入适量水，放入排骨、玉米、胡萝卜，大火煮20 min，转文火，继续煲1.5 h。

　　④ 最后加入适量食盐（无碘盐）调味。

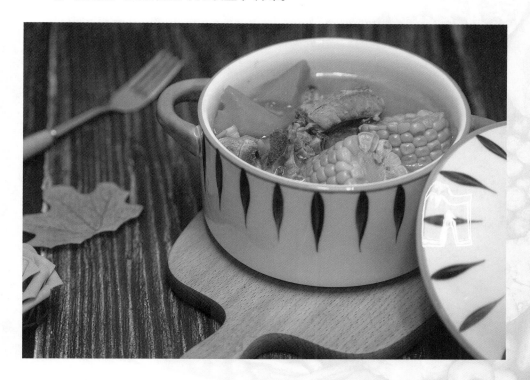

（3）功效

胡萝卜中含蛋白质、脂肪、糖类化合物（蔗糖、葡萄糖）、粗纤维，钙、磷等。胡萝卜性味甘，辛、微温，脾经，可健脾化湿。玉米可开胃、通便、利尿；玉米中的维生素B_6、烟酸等成分，具有刺激胃肠蠕动的特性，可防治便秘。胡萝卜玉米排骨汤可行气利水润肠，缓解患者咽部异物感、腹胀、便秘等症状。

陈皮无花果鸡汤

（1）食材用料

陈皮、无花果、鸡。

（2）制作步骤

① 将陈皮、无花果洗净备用。

② 将鸡洗净，切块备用。

③ 在锅中加入适量水，放入陈皮、无花果、鸡，大火煮20 min，转文火，继续煲1 h，加入适量盐（无碘盐）调味。

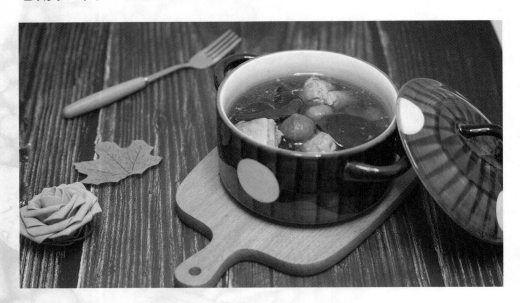

（3）功效

陈皮可理气健脾，燥湿化痰。无花果味甘，性凉，归肺、胃、大肠经，可清热健脾。陈皮无花果鸡汤可理气健脾清热，缓解甲亢的情绪急躁、腹胀、咽部异物感。

陈皮竹荪松茸汤

（1）食材用料

陈皮、竹荪、松茸。

（2）制作步骤

① 将陈皮、竹荪洗净。

② 松茸用陶瓷刀清理表面。

③ 将陈皮、竹荪、松茸放入锅中，加适量水，煮20 min，加入适量盐（无碘盐）调味。

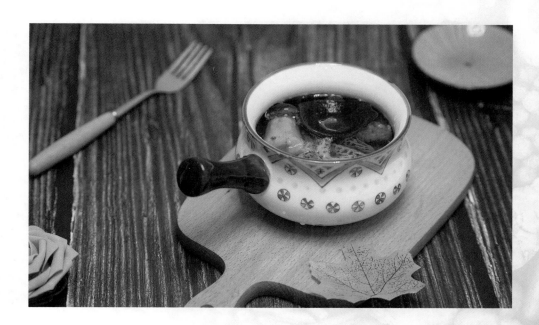

（3）功效

竹荪味甘，性凉，归肺、肝经，可润肺补气。松茸含蛋白质、脂肪及丰富的维生素，能补充营养、促进肠道吸收。陈皮可理气健脾。陈皮竹荪松茸汤可理气润肺，缓解咽部有痰的不适感，缓解情绪急躁易怒。

3 代茶饮

将药材洗净放入杯中，加入热水，多次冲泡饮用。或小锅熬煮5～10 min，倒出饮用。

合欢花玫瑰花菊花（三花茶）

功效：合欢花理气舒郁，玫瑰花理气解郁和血，菊花清热平肝。三花茶理气解郁，可改善患者急躁易怒，咽痛，女性患者月经不调的症状。

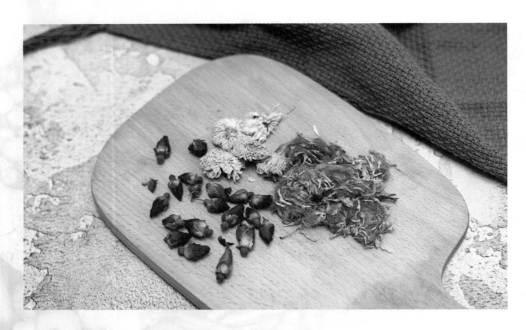

陈皮菊花茶

功效：陈皮菊花茶可理气清热。陈皮理气健脾，缓解由于肝郁气滞带来的情绪不畅，肝气不舒而影响脾气，陈皮可健脾，缓解腹胀纳差。甲亢患者时常感觉燥热多汗，菊花可平肝潜阳，清热解毒。

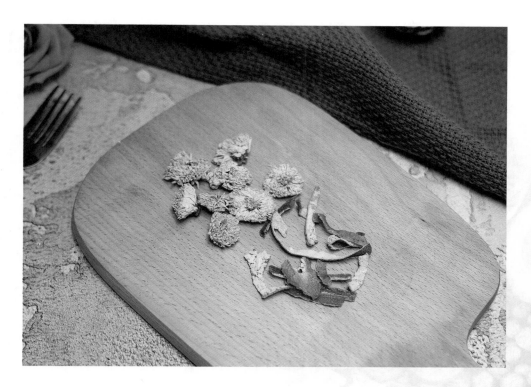

（二）证候二：肝郁化火证

颈部或见肿大，可有颈部肿胀、疼痛，或咽部异物感，情绪急躁，口苦咽干，燥热多汗，面红，失眠多梦。舌红苔薄黄，脉弦数。

1 粥养方

绿豆百合莲子冰粥

（1）食材用料

绿豆、百合、莲子、大米。

（2）制作步骤

① 绿豆提前一晚浸泡。

② 将大米、百合洗净。

③ 锅内将适量水烧开，加入莲子、大米、绿豆、百合煮开。

④ 大火煮开后转文火，绿豆煮烂后转文火。

⑤ 可根据个人口味加入适量冰糖，煮开即可。

⑥ 将粥放凉后，放入冰箱冷藏 2 h 后即可食用。

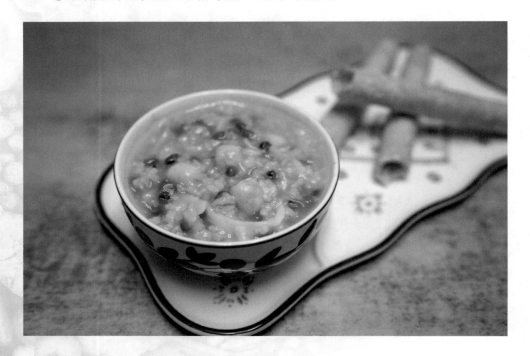

（3）功效

绿豆味甘，性凉，入心、胃经，具有清热解毒，除烦止渴的功效。莲子味甘，性平，归脾、肾、心经，具有补脾养心安神之效。百合味甘，性寒，归心、肺经。可清心安神。绿豆百合莲子冰粥可清热解毒安神，甲亢患者肝气郁结，久而化热，咽痛、口干燥热等症状可缓解，莲子百合入心经，可宁心安神，缓解失眠。冰粥清凉易入口，适合夏天炎热时食用。

南 瓜 粥

（1）食材用料

南瓜、大米。

（2）制作步骤

① 南瓜洗净，切小块备用。

② 锅中水开后放入大米，南瓜。

③ 大火煮开后转文火，煮25 min，直至大米南瓜软烂为宜。

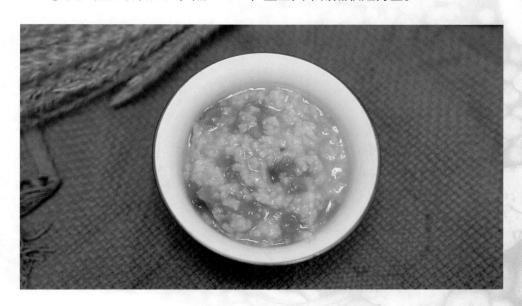

（3）功效

南瓜味甘，归脾、胃经，具有益气清热之功。南瓜粥可缓解肝郁化火带来的咽痛、便秘等症状。

清远鸡马蹄粥

（1）食材用料

马蹄、清远鸡、大米。

（2）制作步骤

① 马蹄洗净去皮，切小块。

② 清远鸡洗净切块。

③ 锅中放入大米，煮开后转文火，煮20 min。

④ 放入鸡块、马蹄，文火煮15 min，加入适量无碘盐调味即可。

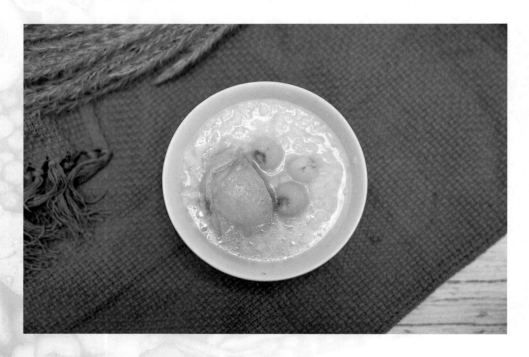

（3）功效

马蹄味甘，性平，归肺、胃经。清远鸡马蹄粥具有清热、止渴、化痰之效，可以改善咽痛、咳黄痰、咽干、便秘等症状。

2　汤炖品

莲藕排骨汤

（1）食材用料

莲藕、排骨。

（2）制作步骤

① 莲藕洗净切块；猪排骨洗净切段。

② 锅中放入适量水，加入切好的排骨，大火煮开，去浮沫。

③ 锅中放入莲藕。

④ 大火煮开后转文火，炖煮1.5 h。

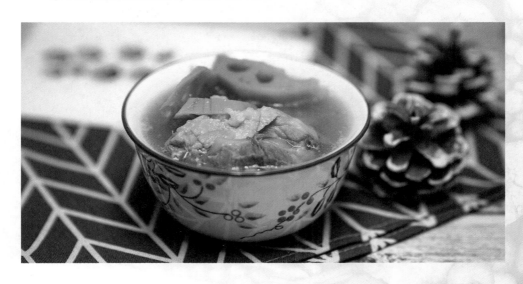

（3）功效

莲藕性寒，甘凉入胃，可清烦热，止渴，补益脾胃，调养阴血。排骨含大量磷酸钙、骨胶原、骨黏蛋白。莲藕排骨汤清热止烦，可缓解情绪激动易怒、咽痛，可养阴血止渴，缓解口干、燥热多汗、面红等症状。

绿豆田鸡汤

（1）食材用料

绿豆、田鸡。

（2）制作步骤

① 绿豆洗净，提前浸泡半小时。

② 田鸡洗净，去皮、内脏、头。

③ 锅中加入清水，放入田鸡、绿豆，大火煮沸后转文火，煲1 h。

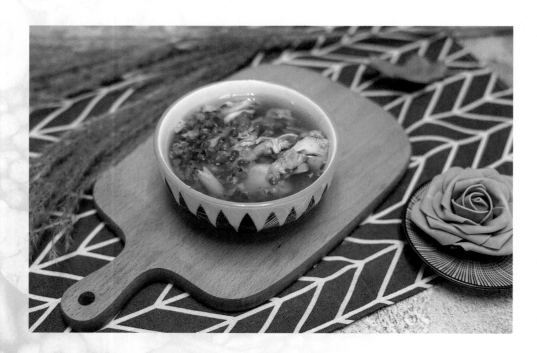

（3）功效

绿豆性寒，归肝、胃、心经，可清热解毒，消暑利水。田鸡可利水消肿，解毒止咳。肝郁化火型甲亢患者常感到情绪难以控制，伴有阵发的燥热多汗，绿豆田鸡汤可缓解燥热多汗，咽部异物感，咳黄痰等症状。部分患者还伴有下肢轻度水肿，此汤也可利水消肿。

苦瓜蛋花汤

（1）食材用料

苦瓜、鸡蛋。

（2）制作步骤

① 苦瓜洗净，切开去瓜核，切片备用。

② 鸡蛋打散。

③ 锅中加水煮开，放入苦瓜，待苦瓜煮软后，倒入鸡蛋，煮滚。

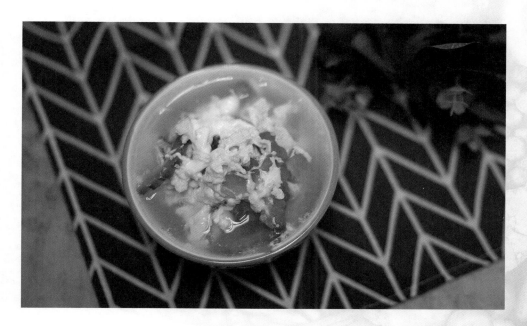

（3）功效

苦瓜味苦，性寒，归心、脾、肺经，可清热解毒，明目。肝气不舒久而化热，导致咽痛、咽干、眼干涩、燥热易怒，苦瓜蛋花汤可清热生津，缓解情绪急躁、咽部不适、燥热多汗等症状。

3 代茶饮

将药材洗净放入杯中，加入热水，多次冲泡饮用。或小锅熬煮5～10 min，倒出饮用。

银桑茶（金银花、桑叶）

金银花性甘、寒，归肺、胃经，可清热解毒。桑叶味苦、甘，性寒，归肺、肝经，可疏散风热，清肺润燥，平肝明目。银桑茶一则可清热解毒利咽，缓解咽部异物感、咽痛、燥热多汗等症状。二则可平肝明目，缓解情绪急躁、易激动、眼睛干涩胀痛等症状。

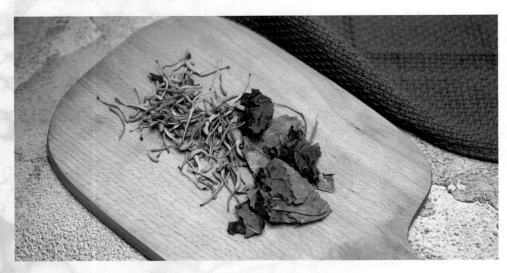

夏果饮（夏枯草、青果）

夏枯草味辛、苦，性寒，归肝、胆经，可清肝泻火，明目，散结消肿。青果味甘、酸，性平，归肺、胃经，可清热解毒，利咽，生津。夏果饮一则可清热利咽，缓解咽部异物感、咳痰、咽干等不适；二则可散结消肿，缓解颈部肿胀的症状。

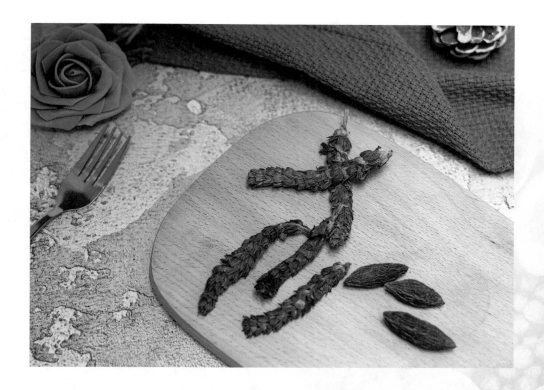

（三）证候三：气阴两虚证

颈部或见肿大，或有颈部肿胀感，或咽部异物感，神疲乏力，心悸气短，五心烦热。舌质红，少苔，脉细数。

1 粥养方

玉竹百合粥

（1）食材用料

百合、玉竹、大米。

（2）制作步骤

① 百合、玉竹清洗干净。

② 锅中放入大米，大火煮开后转文火，煮20 min。

③ 放入百合及玉竹，煮至大米软烂。

（3）功效

百合味甘，性寒，归心、肺经，可养阴润肺，清心安神。玉竹味甘，性微寒，归肺、胃经，可养阴润燥，生津止渴。大米性味甘平，有补中益气之效。玉竹百合粥可健脾补气养阴，缓解神疲乏力、口干舌红的症状。

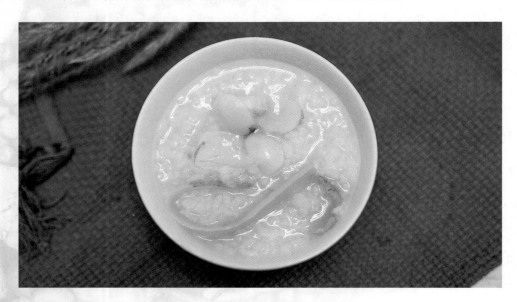

红枣红豆粥

（1）食材用料

红枣、红豆、大米。

（2）制作步骤

① 红豆洗净，提前一晚浸泡。
② 锅中放入大米，加入适量水。
③ 锅中加入红枣和浸泡好的红豆。
④ 大火煮开后转文火，煮25～30 min。

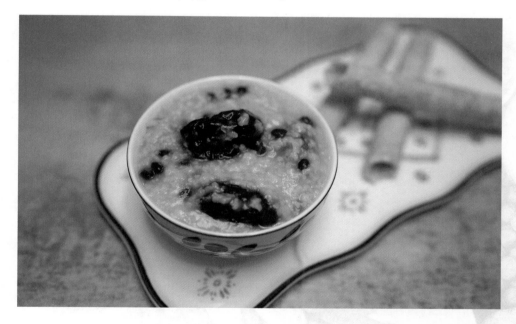

（3）功效

红豆性平，味苦，归肺、心、脾经，可利水健脾。红豆含有丰富的维生素
B₁，可避免血液中乳酸过多蓄积而造成肌肉酸痛，可以缓解疲劳。红枣味甘，
性平，归脾、胃经，可补脾和胃，益气生津。红枣红豆粥一则可健脾补气，缓

解患者因气虚而产生的乏力疲倦，气短纳差。二则可和胃生津，缓解阴虚而产生的口干、烦热等不适。

窝蛋牛肉粥

（1）食材用料

　　牛肉、鸡蛋、大米。

（2）制作步骤

　　① 牛肉洗净切片，放入料酒、姜丝、酱油腌制20 min。

　　② 锅中放入大米，熬煮20 min。

　　③ 放入腌好的牛肉，煮5 min。

　　④ 放入鸡蛋，关火，盖锅盖焖2 min，加盐调味。

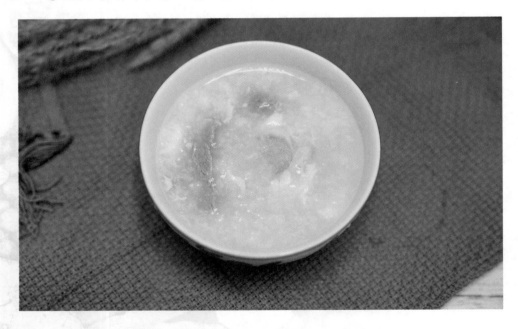

（3）功效

　　牛肉含丰富的蛋白质，有补中益气，滋养脾胃，止渴止涎之功效，适合中气不足的人群。鸡蛋清富含蛋白质和人体必需的8种氨基酸和少量醋酸，蛋黄中含有丰富的脂肪、卵磷脂、胆固醇、钙、磷、铁等物质。窝蛋牛肉粥可补气健脾，缓解纳差乏力的症状，提高机体抵抗力。

2 汤炖品

椰子乌鸡汤

（1）食材用料

　　椰子、乌鸡。

（2）制作步骤

　　① 椰子打开取出椰汁、椰肉，椰肉切小块。

　　② 乌鸡洗净切小块，焯水后备用。

　　③ 锅中放入适量水，加入椰子、乌鸡，倒入适量椰汁。

　　④ 大火煮开后转文火，煲1 h。

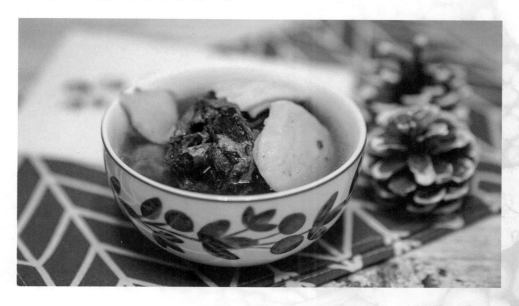

（3）功效

椰汁及椰肉含大量蛋白质、果糖、葡萄糖、蔗糖、脂肪、维生素B$_1$、维生素E、维生素C、钾、钙、镁等。椰子性味甘、平，入胃、脾、大肠经；椰肉具有补虚之效。乌鸡内含丰富的蛋白质，B族维生素等18种氨基酸和18种微量元素；乌鸡性平、味甘，具有滋阴清热、补肝益肾、健脾止泻等作用。椰子乌鸡汤可补气滋阴，缓解疲倦、五心烦热等不适。

人参石斛排骨汤

（1）食材用料

人参、石斛、排骨。

（2）制作步骤

① 人参、石斛洗净备用。

② 排骨切小块，焯水备用。

③ 锅中放入适量水，大火烧开，放入人参、石斛、排骨，大火煮开转文火，煲1.5 h。

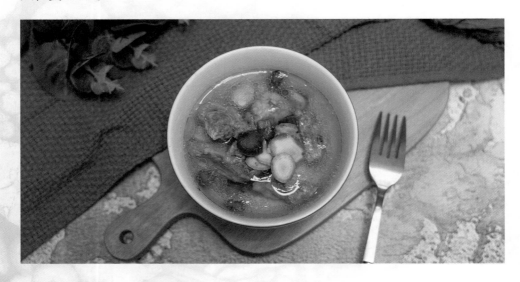

（3）功效

人参可大补元气、补脾益肺、生津止渴。石斛可益胃生津，滋阴清热。人参石斛排骨汤一则可补气滋阴，缓解肺脾气虚而导致的咳嗽、乏力、纳差等症状，二则可滋阴清热，缓解阴虚久而化热导致的五心烦热、口干渴等症状。

沙参麦冬猪骨汤

（1）食材用料

沙参、麦冬、猪骨。

（2）制作步骤

① 沙参、麦冬洗净备用。
② 猪骨洗净切块，焯水备用。
③ 锅中清水烧开后放入沙参、麦冬、猪骨，大火煮开转文火，煲1.5 h。

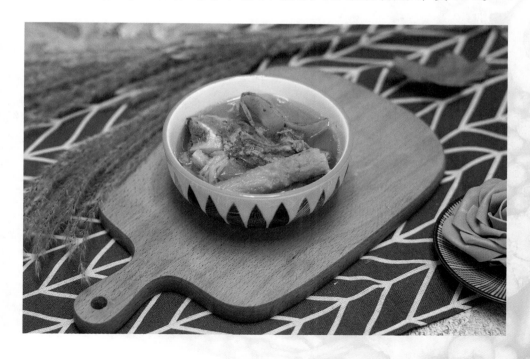

（3）功效

沙参味甘，微苦，性微寒，归肺、胃经，可养阴清热，润肺化痰，益胃生津。麦冬甘，微苦，微寒，归心、肺、胃经，可养阴生津，润肺止咳。沙参麦冬猪骨汤可养阴生津润肺，缓解气阴两虚引起的咽部异物感、干咳、口干渴、烦热等症状。

3 代茶饮

芦根白茅根乌梅水

芦根甘、寒，归肺、胃经，清热泻火，生津止渴，除烦。白茅根甘、寒，归肺、胃、膀胱经，凉血止血，清热利尿。乌梅味酸、涩，性平，归肝、脾、肺、大肠经，可生津。芦根白茅根乌梅水可生津止渴，缓解心烦虚热的症状。

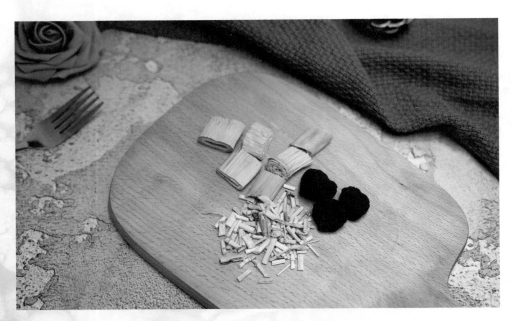

黄芪沙参菊花茶

　　黄芪味甘，性微温，归脾、肺经，可补气固表。沙参味甘，归肺、胃经，可养阴清热，润肺化痰，益胃生津。菊花味苦、甘，归肺、肝经，可散风清热，平肝明目，清热解毒。黄芪沙参菊花茶可益气润肺生津，可缓解甲亢气阴两虚而引起的口干，烦热，咽部不适，乏力等症状。

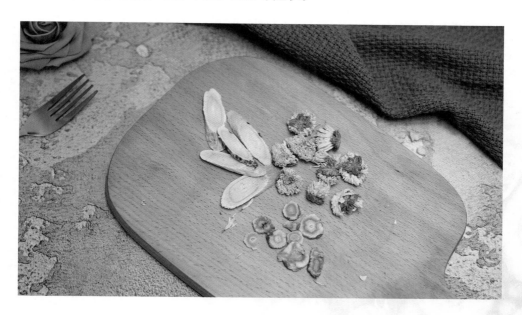

第二节　甲状腺功能减退症

一、营养元素

（一）碘元素

　　与甲状腺功能减退症密切相关的营养元素为碘元素，是否需补碘要依病情而定。引起甲减的病因有很多，切不可贸然高碘饮食。如果甲减是由单纯性缺碘造成的，比如地方性甲状腺肿引起的甲减，这种情况需要在医生的指导下适当增加碘的摄入，食物可以选择加碘盐、紫菜、海带及海鲜等。需要特别引起注意的是，如果自身免疫性甲状腺炎（通常是桥本甲状腺炎）所导致的甲减，往往在一次或多次服用高碘食物后会出现甲状腺过氧化物酶抗体增多，诱发并加重自身免疫性甲状腺炎，所以建议低碘饮食，限制海带、紫菜等海产品及含碘量过高的调料的摄入；对甲状腺功能亢进患者^{131}I治疗后导致的甲减，若促甲状腺素受体抗体（TRAb）阳性，此时建议低碘饮食为宜。

（二）铁元素

铁是甲状腺激素合成的初始阶段所必需的元素，铁缺乏往往与碘缺乏并存，并可能损害甲状腺功能。甲减患者因甲状腺激素的缺乏可影响促细胞生成素合成而致骨髓造血功能减退，月经过多或月经紊乱，胃酸分泌减少，铁吸收障碍而致缺铁，缺铁又可能导致甲减加重，故甲减患者要注意预防贫血，多补充富含铁质、维生素B$_{12}$（促进血红蛋白的合成和铁的吸收）叶酸等的饮食，或可取得显著效果。中医药在预防和治疗缺铁及缺铁性贫血方面具有优势，如甲减合并缺铁或缺铁性贫血多属于中医气血两虚证，可以用当归、黄芪益气补血。

二、日常饮食注意事项

甲状腺功能减退症患者日常饮食禁忌对于疾病的治疗和恢复有较为深入的影响。饮食应注意补充足量的优质蛋白及铁元素，日常保证适量摄入鸡蛋、牛奶、豆制品、淡水鱼虾等；同时高脂血症患者要避免食用高脂肪、高胆固醇食品，以免加剧脂代谢紊乱；若伴有明显的甲状腺肿大，应尽量避免食用促甲状腺肿大的果蔬，如卷心菜、萝卜、紫甘蓝、大豆、花生、核桃等。另外，甲减患者宜温补，忌寒凉。甲减患者怕冷、喜热，多属阳虚体质，饮食适宜温补，尤其在冬季可适量进补。

（一）摄入足量蛋白质

甲状腺功能减退症使小肠黏膜新陈代谢速度减慢，消化液分泌腺受影响，酶活力下降，白蛋白较少，故应补充必需氨基酸，摄入足量蛋白质以改善甲减的蛋白质不足的情况。建议每天蛋白质摄入在 1 g/kg 体重以上，以维持机体蛋白质的平衡；日常可食用含蛋白质丰富的食物，动物蛋白来源以蛋类、乳类、肉类、鱼类为主，同时补充植物蛋白，如各种豆制品、黄豆等。

（二）限制过量脂肪摄入

甲减患者多伴有血脂代谢异常，最常见的就是高脂血症。虽然甲减患者的血浆胆固醇合成不快，但排出比较缓慢，这在原发性甲减时更明显，其血脂异常升高程度与血清促甲状腺激素水平呈正相关，故宜限制脂肪的摄入。每日脂肪供给占总热量的20%左右，并限制富含胆固醇和高脂肪的饮食，如各种奶油、动物内脏、五花肉、乳酪等，原发性甲减患者更应注意。

（三）提倡清淡饮食习惯

甲减患者由于甲状腺素合成或分泌不足，使机体各器官和组织代谢率降低；加之心率减慢和每搏输出量减少，心排血量降低，周围血液量减少，血流速度减慢，循环时间延长。为了保持热量，皮肤血管呈收缩状态，外周阻力增高，所以容易导致水钠潴留，发生黏液性水肿。临床表现为手足肿胀、体重增加、大便溏稀等。若常食偏咸的食物，会引起水钠潴留而加重肢体水肿，虽然甲减患者不像肾病患者一样严格限制盐的摄入，但饮食也宜清淡，少吃偏咸的食品，如腌制的咸菜等，提倡清淡的饮食习惯。

（四）注意钙及维生素的补充

甲状腺激素分泌减少可使骨代谢障碍、骨量减少导致骨转化减慢，从而引起骨质疏松。所以对甲减患者来说，补钙是必要的。甲减患者伴有贫血，应注意补充铁制剂及维生素 B_{12}，必要时也可服用叶酸、动物肝脏等，应保持营养均衡。

（五）宜温补，少食寒凉食品

中医认为各种食物有寒凉温热之性，甲减患者怕冷、喜热、乏力，多属阳虚，适宜进食温补。在肉类食品中，羊肉、牛肉等性属温热，适宜甲减患者在冬季食用。蔬菜中韭菜、山药可以温阳健脾，瓜果类中胡桃肉可以补肾温阳，甲减患者宜多食用。但寒凉生冷之品如冷饮、苦瓜、西瓜、菊花茶等则少吃为好。

（六）多吃膳食纤维丰富的食物

由于甲状腺激素水平较低，甲减患者的胃肠蠕动较慢，容易发生消化不良，产生腹胀或便秘。因此，甲减患者需要进食富含膳食纤维丰富的食物，例如杂粮、薯类、香蕉、芹菜等，以促进肠胃蠕动。另外在日常烹饪时，建议把食物煮得软烂一些，这样更有利于胃肠的消化吸收。平时注意动静结合，适度锻炼，养成良好的排便习惯。

三、中医证候及饮食

（一）证候一：肝郁气滞证

颈部或见肿大，可有颈部肿胀感，或咽部异物感，情绪不畅，情绪低落，伴胸闷不舒，喜太息，或情绪急躁易怒。舌质淡红，苔薄白，脉弦。

1 粥养方

干贝虾粥

（1）食材用料

干贝，鲜虾，大米。

（2）制作步骤

① 干贝提前泡发。

② 锅中放入大米，熬煮20 min。

③ 将泡发的干贝放入锅中，文火熬煮，直至大米软烂，干贝变软。

④ 放入鲜虾，煮5 min后加入姜丝，放适量无碘盐。

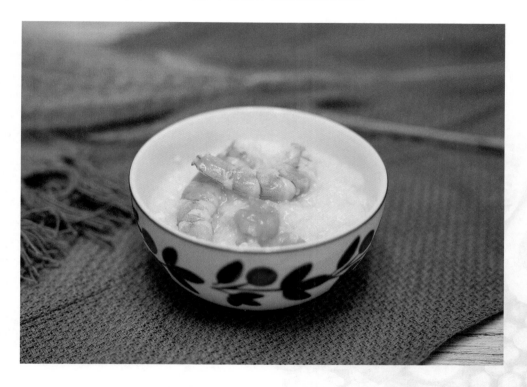

（3）功效

干贝甘、咸，微温，可滋阴调中，富含蛋白质、碳水化合物、核黄素和钙、磷、铁等多种营养成分，蛋白质含量高达61.8%。鲜虾，性温，味甘，营养丰富，含有丰富的蛋白质，大量的锌、硒、碘等矿物质。干贝虾粥可以健脾调中，补充碘，缓解甲减患者的胃脘胀满不舒、颈部肿胀感等症状。

鲈鱼蔬菜粥

（1）食材用料

鲈鱼、生菜、大米。

（2）制作步骤

① 无刺鲈鱼若干块，碾碎。
② 锅中放入大米，大火煮开后转文火。
③ 放入鲈鱼，煮至大米软烂，放入切碎的生菜。
④ 煮5 min后关火，加入适量姜丝、盐。

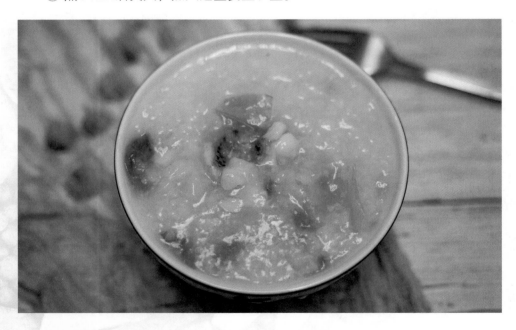

（3）功效

鲈鱼具有补肝肾、益脾胃、化痰止咳之效，含丰富蛋白质及多种微量元素。鲈鱼菜粥口味清淡易吸收，适合各年龄层人群，可缓解甲减的乏力困倦和咽部异物感。

陈皮杂菌粥

（1）食材用料

陈皮、香菇、蟹味菇、大米。

（2）制作步骤

① 陈皮、香菇、蟹味菇提前洗净，切小块备用。

② 锅中放入大米，大火煮开后转文火，放入陈皮、香菇、蟹味菇。

③ 文火熬煮30 min，关火加适量盐调味。

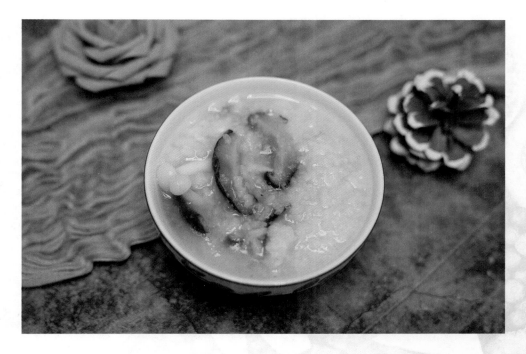

（3）功效

陈皮味苦、辛，性温，归肺、脾经，可理气健脾，燥湿化痰。香菇含多种有效药用成分，据研究，其中香菇多糖具有重要的免疫药理作用，可改善肌体代谢，增强免疫力，用于预防和治疗脾胃虚弱、腹胀、四肢乏力、面黄体瘦等消化系统疾病。蟹味菇含蛋白质及多种微量元素。陈皮杂菌粥可缓解咽部不适感，情绪急躁及乏力等症状。

2　汤炖品

海带排骨汤

（1）食材用料

　　海带、排骨。

（2）制作步骤

　　① 排骨切块，焯水。

　　② 海带洗净泡发，切块。

　　③ 锅中放入排骨、适量水。

　　④ 大火煮开后转文火，熬煮 1 h，放入海带。

　　⑤ 放入海带后煮 30 min，加入盐调味。

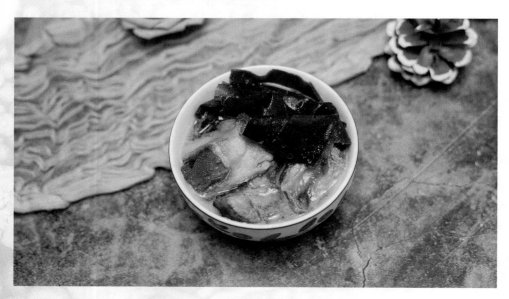

（3）功效

海带中含大量碘和甘露醇，可利尿消肿。排骨味甘、咸，性平，入脾、胃、肾经，可以滋养脾胃。海带排骨汤可缓解甲减患者的下肢轻度水肿，可补充甲减患者缺乏的碘元素，可缓解胃脘胀满不适，纳差等症状。

金汤花胶鸡汤

（1）食材用料

南瓜、花胶、鸡。

（2）制作步骤

① 花胶提前一晚加水泡发。

② 南瓜切块加少量水，放入料理机中打碎。

③ 鸡切块焯水备用。

④ 锅中放入鸡块、花胶，大火煮开后转文火，煮1.5 h。

⑤ 加入南瓜汁，煮30 min，加入盐调味。

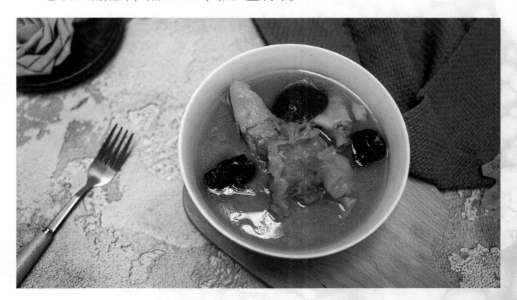

（3）功效

南瓜含瓜氨酸、精氨酸、天门冬素、葫芦巴碱、腺嘌呤、胡萝卜素、维生素B、抗坏血酸、脂肪、葡萄糖、蔗糖、戊聚糖及甘露醇等。可补中益气，敛肺利尿。花胶又叫鱼胶，含丰富的蛋白质及胶质，有补肾益精、滋养筋脉的功效。鸡肉甘温，归脾、胃经，可温中，益气。金花胶鸡汤可健脾补中，缓解患者纳差，疲倦乏力，腹胀的症状；也可以收敛肺气，缓解咳嗽、咽部异物感等不适。

白萝卜大骨头汤

（1）食材用料

白萝卜、猪骨。

（2）制作步骤

① 猪骨焯水备用。
② 白萝卜滚刀切块，备用。
③ 猪骨放入锅中，加适量水，大火煮开，转文火，放入白萝卜，煮1 h。

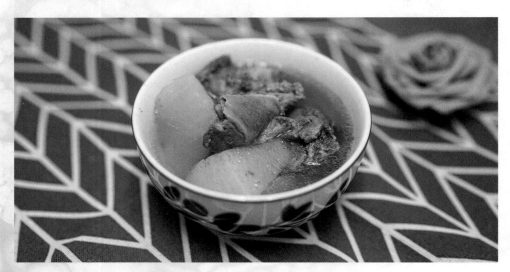

（3）功效

白萝卜，为莱菔的根，古籍中也有对白萝卜的记载，其中《随息居饮食谱》：
"治咳嗽失音、咽喉诸病，解煤毒、茄毒。熟者下气和中，补脾运食，生津液，
御风寒，止带浊，泽胎养血。"《本草纲目》："主吞酸，化积滞，解酒毒，散瘀血，
甚效。"猪骨味涩，性平，归肺、肾、大肠经。白萝卜大骨头汤可健脾宽中，缓
解食欲不佳、胃脘胀满等症状，也可治疗咽喉疾病，缓解咽部异物感、咳嗽咳
痰等症状。

3 代茶饮

洛神花茶（洛神花、陈皮、百合）

洛神花，又称玫瑰茄，味酸，性凉，归肾经，可敛肺止咳。陈皮味辛、味
苦，性温，归脾经、肺经，可理气开胃，燥湿化痰。百合味甘，性寒，归心、
肺经，可养阴润肺，清心安神。洛神花茶可入肺经，敛肺气，缓解咽部不适、咳

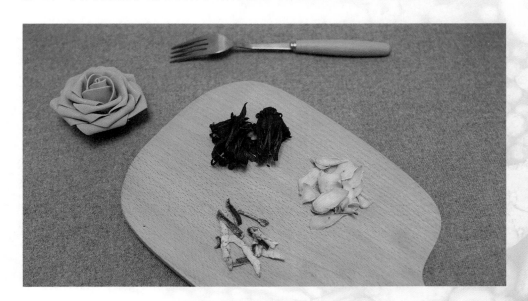

嗽等症状；也可健脾理气，缓解情绪急躁或低落，食欲差或食后难消化等症状。

西洋参陈皮玫瑰花茶

西洋参味甘、微苦，性凉，入心、肺、肾三经，可益肺阴，清虚火，生津止渴。陈皮味辛、味苦，性温，归脾经、肺经，可理气开胃，燥湿化痰。玫瑰花味微苦，性温，入肝、脾二经，行气解郁，和血散瘀。西洋参陈皮玫瑰花茶可益肺健脾，行气和血，缓解患者饮食不佳，情绪急躁，腹胀，女性月经量少等症状。

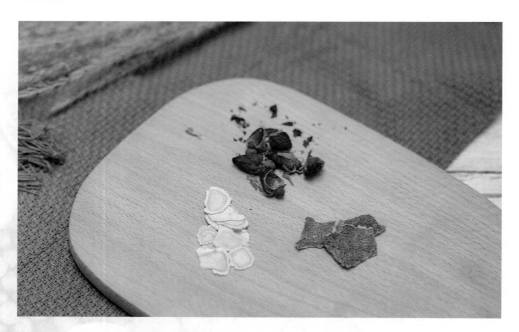

（二）证候二：肝郁脾虚证

颈部肿胀感，或咽部异物感，情绪不畅，或急躁易怒，或情绪低落，疲劳乏力，喜太息，腹胀便秘或腹泻，失眠健忘，月经失调，下肢可见轻度水肿。舌质淡红，舌体胖大、齿痕，苔白，脉弦细。

1 粥养方

茶树菇枸杞乌鸡粥

（1）食材用料

　　茶树菇、枸杞、乌鸡、大米。

（2）制作步骤

　　① 乌鸡切块，备用。

　　② 茶树菇洗净，枸杞洗净。

　　③ 锅中放入大米、乌鸡、茶树菇、枸杞，加适量水，大火煮开，转文火，煮30 min。

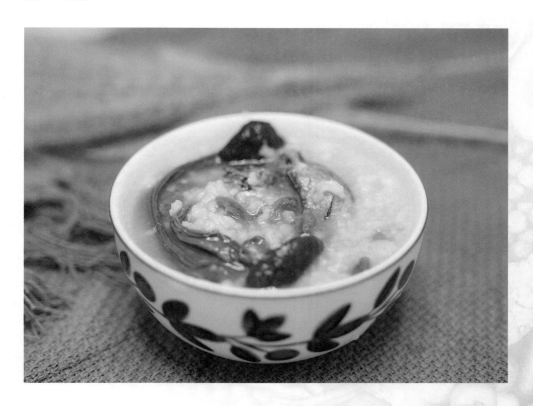

（3）功效

茶树菇营养丰富，含有人体所需的18种氨基酸，特别是含有人体所不能合成的8种氨基酸、葡聚糖、菌蛋白、碳水化合物等营养成分。还有丰富的B族维生素和多种矿物质元素，如铁、钾、锌、硒等元素都高于其他菌类。茶树菇有补肾、利尿、健脾、止泻的功效。枸杞味甘，性平，可滋肾润肺，补肝明目。乌鸡性平、味甘，具有滋阴清热、补肝益肾、健脾止泻等作用。茶树菇枸杞乌鸡粥可健脾益肝肾，缓解乏力、腹胀、腹泻、下肢水肿等症状。

薏苡仁山药粥

（1）食材用料

薏苡仁、山药、大米。

（2）制作步骤

① 山药削皮，切小块备用。
② 锅中放入山药、薏苡仁、大米，放入适量水。
③ 大火煮开后转文火煮30 min。

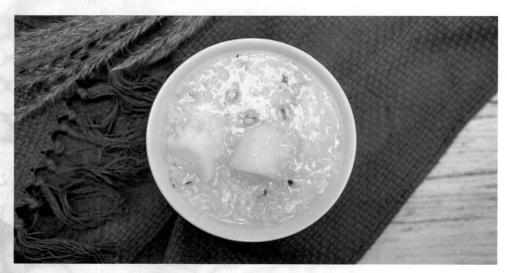

（3）功效

薏苡仁味甘、淡，性凉，归脾、胃、肺经，有利水渗湿、健脾止泻、除痹、排脓、解毒散结的作用。山药味甘，性温，可健脾补肺，固肾益精。薏苡仁山药粥可健脾补肺，缓解咽部不适、咳嗽、食欲不佳、腹胀、情绪不畅等症状。

茯苓陈皮小米粥

（1）食材用料

茯苓、陈皮、小米。

（2）制作步骤

① 茯苓、陈皮洗净。
② 锅中放入小米、茯苓、陈皮，加入适量水。
③ 大火煮开后转文火，煮30 min。

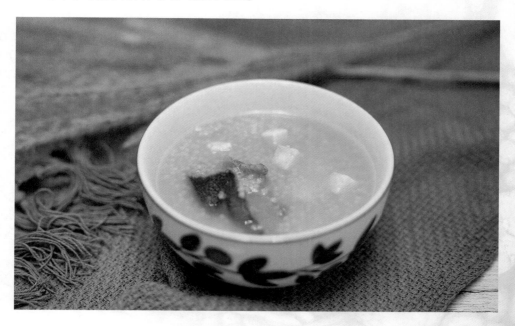

（3）功效

茯苓味甘、淡，性平，归心、肺、脾、肾经，可利水渗湿，健脾宁心。陈皮味辛、味苦，性温，归脾、肺经，可理气开胃，燥湿化痰。小米性味甘咸，微寒，具有和中健脾除热、益肾气补虚损、利尿消肿的作用。

2 汤炖品

猴头菇猪肚汤

（1）食材用料

猴头菇、猪肚。

（2）制作步骤

① 猴头菇洗净。
② 猪肚清洗干净，切块。
③ 锅中放入猪肚、猴头菇，加入适量水。
④ 大火煮开后转文火，煮1.5 h，加入盐、胡椒粉调味。

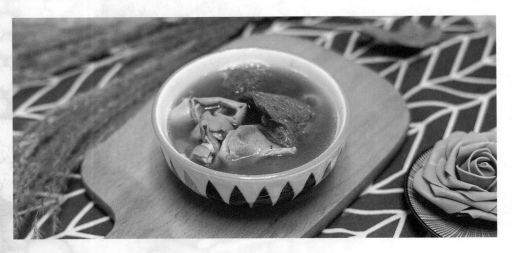

（3）功效

猴头菇味甘，性平，入脾、胃经，可健脾消食。猪肚味甘，性温，归脾、胃经，可健脾胃。猴头菇猪肚汤可健脾胃，缓解食欲不佳、消化不良、腹胀。

山药排骨汤

（1）食材用料

山药、排骨。

（2）制作步骤

① 山药削皮切断。

② 排骨切块焯水备用。

③ 锅中放入排骨、山药，加入适量水，大火煮开后转文火，煮1.5 h。

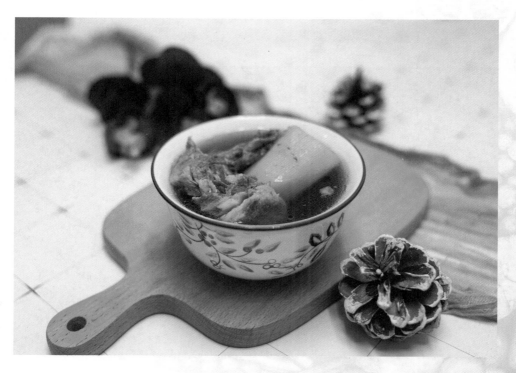

（3）功效

山药味甘，性温，可健脾补肺，固肾益精。排骨味涩，性平，归肺、肾、大肠经。山药排骨汤可健脾补肺，缓解咽部不适、咳嗽、乏力、食欲不佳等症状。

黄芪党参乳鸽汤

（1）食材用料

黄芪、党参、乳鸽。

（2）制作步骤

① 黄芪、党参洗净备用。

② 乳鸽洗净。

③ 锅中放入黄芪、党参、乳鸽，加入适量水。

④ 大火煮开后转文火，煮1 h。

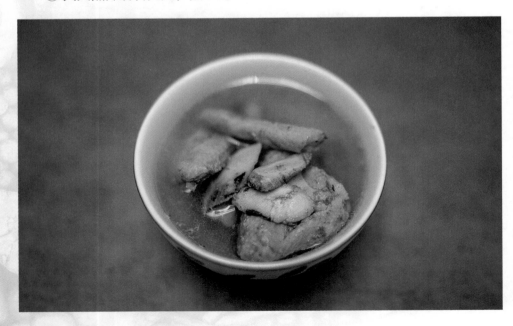

（3）功效

黄芪味甘，性微温，归脾、肺经，可补气固表，利尿。党参味甘，性平，归脾、肺经，可补中、益气、生津。乳鸽肉味咸，性平，归肺、肝、肾经，可滋肾益气、祛风解毒、调经止痛。黄芪党参乳鸽汤可健脾益肺，缓解脾胃虚弱而导致的乏力、食欲减退、腹胀，还可以调经止痛，缓解女性月经量减少、痛经。

3　代茶饮

山药陈皮龙眼肉茶

山药味甘，性温，可健脾补肺，固肾益精。陈皮味辛、味苦，性温，归脾、肺经，可理气开胃，燥湿化痰。龙眼肉味甘，性温，归心、脾经，可补益心脾，养血安神。山药陈皮龙眼肉茶可健脾补肺、化痰安神，缓解食欲不佳、腹胀、咳嗽咳痰、失眠多梦等症状。

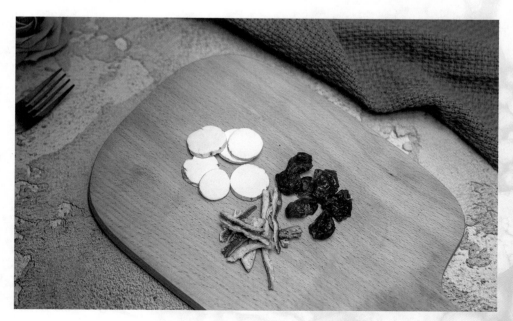

灵芝山药黄芪水

灵芝味甘，性平，归心、肺、肝、肾经，可补气安神，止咳平喘。山药味甘，性温，可健脾补肺、固肾益精。黄芪味甘，性微温，归脾、肺经，可补气固表，利尿。灵芝山药黄芪水可健脾补肺、补气利尿，缓解乏力、食欲不振、下肢水肿等症状。

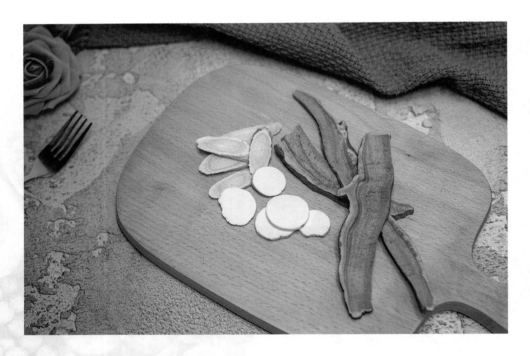

（三）证候三：痰湿阻滞证

颈部肿胀感，或咽部异物感，或有痰涎，疲劳乏力，腹胀、便秘或腹泻。舌质淡红，舌体胖大、齿痕，苔白腻，脉弦滑。

1 粥养方

荷叶百合粥

（1）食材用料

　　荷叶、百合、大米。

（2）制作步骤

　　① 荷叶洗净，撕成小块。

　　② 锅中放入荷叶，加入适量水，大火煮开，熬煮5 min。

　　③ 将荷叶捞出，锅中荷叶水滤除残渣。

　　④ 将大米、百合放入锅中，文火熬煮，直至大米软烂，加入适量冰糖或蜂蜜调味。

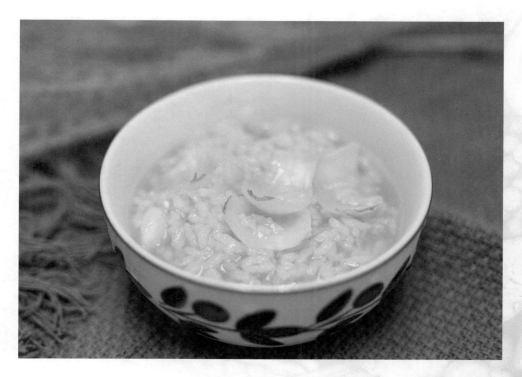

（3）功效

荷叶味苦，性平，归肝、脾、胃经，可清暑化湿。百合味甘，性寒，归心、肺经，可养阴润肺，清心安神。荷叶百合粥可化湿养阴润肺，缓解心烦多汗、咳嗽咳痰、咽部异物感、舌体胖大等症状。

玉 米 粥

（1）食材用料

玉米面、玉米粒。

（2）制作步骤

① 锅中加入适量水，放入玉米面、玉米粒。

② 大火煮开后转文火，不停搅拌，熬煮20 min。

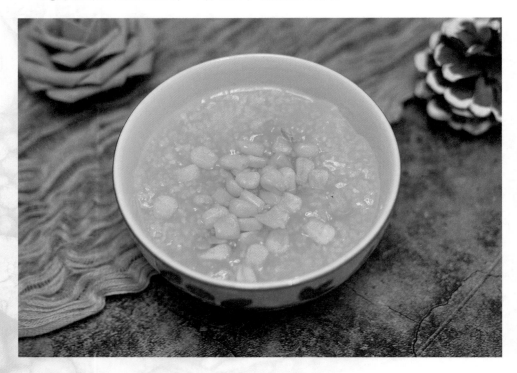

（3）功效

玉米可调中开胃益肺,《本草推陈》记载:"为健胃剂。煎服亦有利尿之功"。玉米粥可开胃,可利尿缓解腹胀、食欲不佳、下肢沉重、轻度水肿等症状。

木瓜排骨粥

（1）食材用料

木瓜、排骨、大米。

（2）制作步骤

① 青木瓜半个,洗净去籽,切成小块备用。

② 排骨洗净焯水备用。

③ 锅中放入排骨,加适量水,大火煮开后转文火,煮1 h。

④ 放入木瓜、大米,文火熬煮30 min,加适量盐调味。

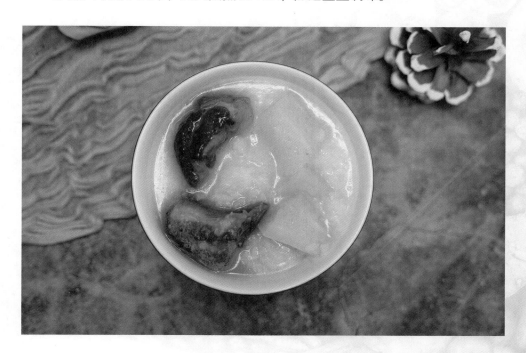

（3）功效

木瓜归肝、脾经，可和胃化湿、舒筋活络。木瓜排骨粥可缓解胃脘不适、胀满、食欲不佳、肢体酸痛等症状。排骨可补中益气，木瓜排骨粥可缓解乏力疲倦。

2 汤炖品

鸡骨草排骨汤

（1）食材用料

鸡骨草、排骨。

（2）制作步骤

① 鸡骨草洗净备用。

② 排骨切块，洗净。

③ 锅中放入排骨、鸡骨草，大火煮开后转文火，煲 1.5 h。

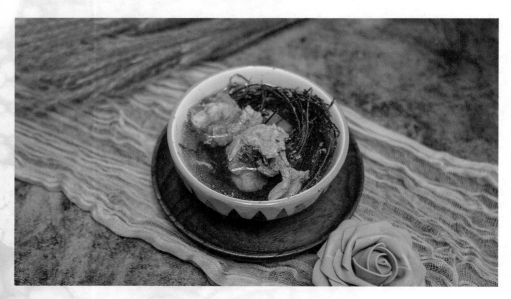

（3）功效

鸡骨草性凉，味甘、微苦，归胃经、肝经，可利湿退黄、清热解毒、疏肝止痛。鸡骨草粗皂苷部分对四氯化碳引起的肝损害有抑制作用，另外还有抗炎及免疫作用。鸡骨草排骨汤一则可疏肝，缓解情绪急躁、心烦易怒等症状；二则可补中利湿，缓解疲劳乏力，下肢轻度水肿，咽部异物感等症状。

五指毛桃猪骨汤

（1）食材用料

五指毛桃、猪骨。

（2）制作步骤

① 五指毛桃洗净，备用。

② 猪骨洗净，备用。

③ 锅中放入猪骨、五指毛桃，加适量水，大火煮开后转文火煮1 h。

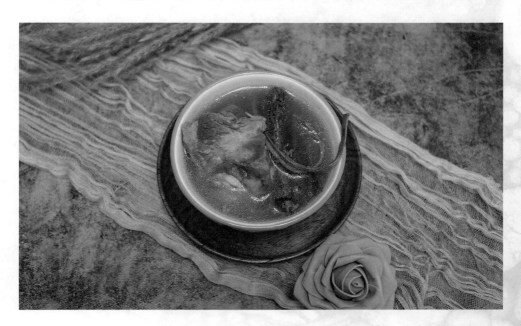

（3）功效

五指毛桃味甘，性平，入脾、肺、肝经，可健脾补肺，行气利湿，舒筋活络。五指毛桃猪骨汤一则可健脾利湿，缓解舌体胖大，下肢轻度水肿，食欲差等症状；二则可补肺，缓解咳嗽咳痰、咽部异物感等症状。

茯苓薏米眉豆猪骨汤

（1）食材用料

茯苓、薏苡仁、眉豆、猪骨。

（2）制作步骤

① 猪骨洗净备用。
② 锅中放入猪骨、茯苓、薏苡仁、眉豆，加适量水。
③ 大火煮开转文火熬煮1h。

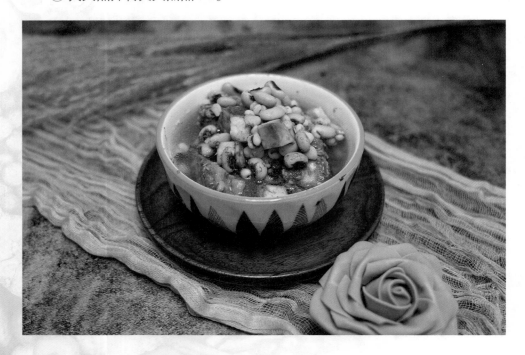

（3）功效

茯苓味甘、淡，性平，归心、肺、脾、肾经，可利水渗湿、健脾、宁心。薏苡仁味甘、淡，性凉，归脾、胃、肺经，可利水渗湿、健脾止泻。眉豆味甘，性温，可健脾理中。茯苓薏米眉豆猪骨汤可健脾渗湿、缓解疲倦、下肢沉重、轻度水肿、腹胀食欲差、舌体胖大等症状。

3　代茶饮

玉米须泽泻乌梅茶

玉米须性平，味甘，归肾经、胃经、肝经、胆经，可利尿、消肿。泽泻味甘、淡，性寒，归肾、膀胱经，可利水渗湿。玉米须泽泻乌梅茶可利水渗湿，缓解下肢水肿、腹胀、舌体胖大等症状。

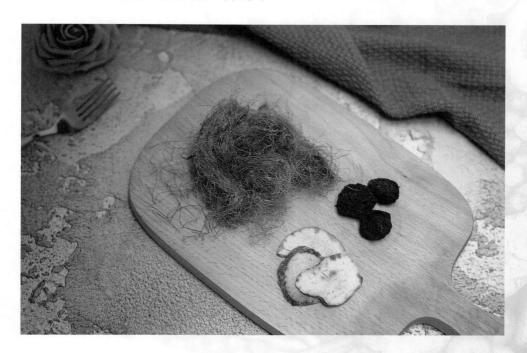

薏仁芡实鸡骨草茶

薏苡仁味甘、淡，性凉，归脾、胃、肺经，可利水渗湿，健脾止泻。芡实味甘、涩，性平，归脾、肾经可健脾除湿。乌梅性平，味酸、涩。归肝经、脾经、肺经、大肠经，可敛肺生津，补脾除湿。鸡骨草性凉，味甘、微苦，归胃经、肝经，可利湿退黄、清热解毒、疏肝止痛。薏仁芡实鸡骨草茶可健脾渗湿、疏肝，缓解食欲差、腹胀、下肢沉重、舌体胖大、情绪不畅等症状。

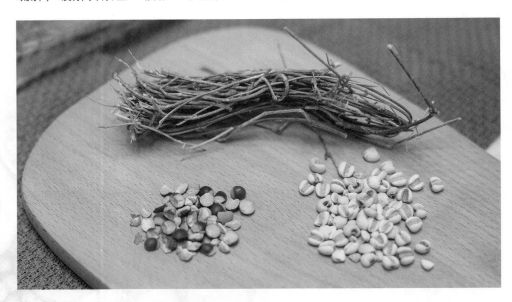

第三节 自身免疫性甲状腺炎

一、营养元素

（一）碘元素

甲状腺是最常受自身免疫性疾病影响的器官，自身免疫性甲状腺疾病

（AITD）的发展与碘元素之间存在许多关联，当体内存在过量碘时，机体会频繁地发生自身免疫性甲状腺炎，并且在这种情况下似乎更频繁地产生甲状腺抗体。在动物模型实验中，碘摄入量的增加也被证明会增加AITD的发生频率和程度。在临床实践中，我们也经常发现部分患者近期频繁或大量食用海鲜后，检测甲状腺功能时发现甲状腺抗体升高或波动明显。所以，患有自身免疫性甲状腺炎的患者，不建议食用高碘类的食物，包括海带、紫菜等海产品以及富含碘元素的调料，以免加重病情发展。

（二）硒元素

流行病学研究发现在陕西省的缺硒地区总体甲状腺疾病患病率显著高于富硒地区，而低硒水平与桥本甲状腺炎患病风险增加显著相关。2002年以来，大约有20项试验调查了补充硒对桥本甲状腺炎的影响，大部分分析结果发现，补充硒的HT人群TPO抗体浓度下降。然而，随后对试验的系统回顾和荟萃分析得出结论，却没有得到硒制剂对临床疗效具有重要性的证据，如硒补充剂对疾病缓解、减少左旋甲状腺素剂量或改善生活质量的影响。同时，我们在临床中也发现，患者补充硒制剂的缓解程度不一，是否需要补硒，需要根据病情的实际情况采取个性化治疗方案，确定哪些桥本甲状腺炎患者对硒补充反应最好。目前研究得出，硒状态与疾病风险之间呈现一种U形关系，显示了膳食硒摄入不足、充足和过量对硒状态的影响。当人体内硒含量偏低时，患病风险会很高，建议增加膳食硒的摄入量；而当硒水平处于最佳状态、符合膳食摄入建议时，患病风险将较低，建议不补充；硒状态高时患病风险高，因此也建议不补充。硒元素在谷物、海鲜、动物内脏中含量较高，主要通过谷物、海藻类和富硒的动物饲料进入人类食物链。含硒较高的食物包括蛋类（鹅蛋、鸭蛋）、猪肉、大蒜、魔芋、毛豆、黑芝麻、富硒茶等。

（三）铁元素

缺铁可致使TPO活性降低，T_4转化为T_3的转化率降低，导致其相应的生理功能发生障碍，故铁缺乏症主要通过降低血红蛋白依赖性甲状腺过氧化物酶的活性来影响甲状腺激素的合成。研究发现轻度缺铁和缺铁性贫血的孕妇较正常组促甲状腺激素更高，血清游离甲状腺素更低；缺铁性贫血孕妇的甲状腺过氧化物酶抗体高于轻度缺铁组和正常组，同时甲状腺功能减退或亚临床甲状腺功能减退率明显高于其他。另一研究发现，无论女性是否处于孕期，铁缺乏的女性中TPOAb阳性率均显著高于没有铁缺乏的女性。所以，对于缺铁性贫血伴有自身免疫性甲状腺炎的患者建议平时多食富含铁元素的食物，动物类食物包括动物肝脏、瘦肉、动物全血等；蔬菜类包括韭菜、菠菜、芹菜、木耳、香菇、豆腐（干）；水果类可多食用樱桃、猕猴桃、大枣、杏等；平素也可喝豆浆、米粉、奶粉等；同时注意补充维生素C促进铁元素的吸收。

（四）维生素D

目前的临床性及观察性研究显示维生素D有多种作用，并且提示维生素D在AITD治疗方面可能发挥着积极作用。然而，因目前还没明确其因果关系，故在维生素D对AITD的防治作用方面依然未达成共识。因此，在未来仍需要进行随机对照试验研究，以确定低维生素D是否增加AITD发病风险，并对维生素D作为AITD的治疗措施的有效性及安全性进行深入细致地研究。

二、日常饮食注意事项

饮食对自身免疫性甲状腺炎患者的治疗和恢复至关重要，适宜的饮食调控可有效地延缓病情，减轻临床症状。那应该少吃什么？什么食物对疾病恢复有益处呢？

首先，我们看一下"应该少吃什么？"

（一）忌吃富含碘的食物

自身免疫性甲状腺炎的患者要保证饮食中的碘在正常范围内，要避免摄入过多的碘，因此，日常生活中应尽量少吃富含碘的食物，比如海带、紫带、海蜇、海鱼、海虾等海产品；含碘类的调料也尽量避免使用，比如蚝油、鸡精、海鲜酱油等。

（二）少食可引起甲状腺肿大的食物

若伴有明显的甲状腺肿大，日常生活中应减少摄入引起甲状腺肿大的食物。

十字花科食物在大量长期摄入之后有可能会导致甲状腺肿大，比如紫甘蓝、白菜、花生、核桃、卷心菜、萝卜、马铃薯等。桥本甲状腺炎的患者日常生活中适量食用是没有问题的，需要避免短期内大量摄入，尤其是长期吸烟者。

（三）限制胆固醇高的油腻食物

自身免疫性甲状腺炎的患者日常饮食应清淡，要避免食用胆固醇含量高的油腻食物，比如肥肉、奶油、动物内脏、各种蛋黄等；花生、核桃等油脂高的食物摄入量也应有所限制。

（四）避免辛辣刺激生冷食物

自身免疫性甲状腺炎的患者建议低盐、低糖、低脂肪饮食，避免辛辣、刺激、生冷食物摄入量过多。平时使用的调味料如姜片、花椒、大蒜等避免生食，烟酒、浓茶、浓咖啡、油炸食品、冷饮等也需要严格控制。

其次，我们来说一说"应该多吃什么？"自身免疫性甲状腺炎的患者在饮食上一定要清淡均衡饮食。食物选择上应品种多样且容易消化，饮食习惯上应做到少食多餐到定时定量。平时应多摄入一些富含粗纤维、维生素的新鲜水果蔬菜，还应适当摄入钙、磷、钾等微量元素，同时还可适量进食一些高蛋白质的食物，包括黄豆、鸡蛋、瘦肉等。平时生活中还要注意及时补充充足的水分以促进机体新陈代谢，适度加强锻炼维持身体内环境稳定以增加免疫力。硒缺乏地区的患者，可适度注意补充硒元素，多吃蛋类、瘦肉、玉米、富硒茶、黑芝麻等富硒食物。

三、中医证候及饮食

（一）证候一：肝郁气滞证

颈部多明显肿大，有颈部肿胀感，或咽部异物感，情绪不畅，或急躁易怒，或情绪低落，伴胸闷不舒，喜太息，腹胀便秘。舌质淡红，苔薄白，脉弦。

1 粥养方

椰香紫薯粥

（1）食材用料

椰奶、椰肉、紫薯、大米。

（2）制作步骤

① 紫薯削皮，切小块。

② 锅中放入紫薯、椰肉、大米，加适量水。

③ 大火煮开后转文火，直至紫薯、大米软烂。

④ 加入适量椰奶，文火加热，煮开后关火。

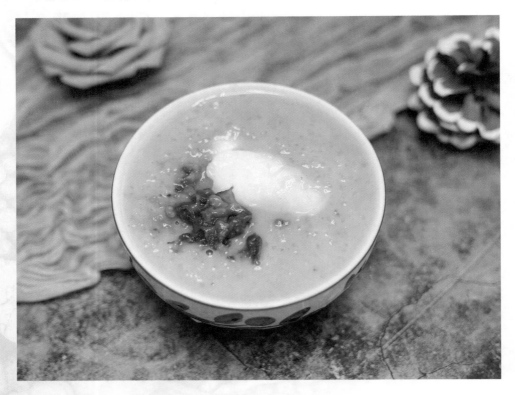

（3）功效

椰子肉可生津止渴、补脾；紫薯富含硒元素和花青素，含蛋白质及多种维生素。椰香紫薯粥可润滑肠道，促进排便，缓解腹胀便秘。其中的硒元素与自身免疫性甲状腺炎有关，据文献报道："自身免疫性甲状腺炎患者补充硒，可降低体内过氧化物酶抗体，减少自身抗体对甲状腺组织的破坏。"椰香紫薯粥口感甜香，适合各年龄段的自身免疫性甲状腺炎。

西芹香菇小米粥

（1）食材用料

西芹、香菇、小米。

（2）制作步骤

① 香菇洗净切粒，备用。

② 西芹洗净切小段，备用。

③ 锅中放入小米，大火煮开后转文火，煮20 min后放入香菇、西芹，煮15 min。

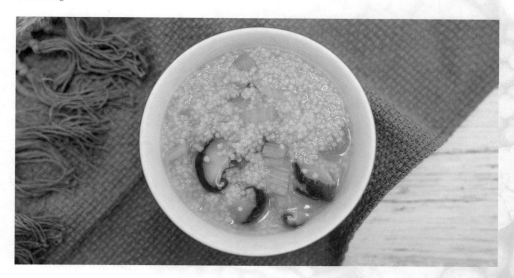

（3）功效

　　芹菜味甘，性平，归肺、胃经。香菇味甘，性平，归肝、胃经，可健脾理气。小米性味甘咸，微寒，可健脾。西芹香菇小米粥可健脾理气，缓解情绪不畅、食欲差、腹胀满等症状。

板栗小米粥

（1）食材用料

　　板栗、小米。

（2）制作步骤

　　① 板栗去壳，洗净备用。
　　② 锅中放入小米、板栗，加适量水，大火煮开后转文火，熬煮30 min。

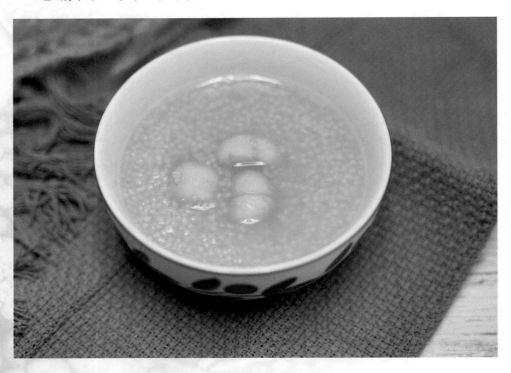

（3）功效

板栗味甘，性温，归脾、肾经，可健脾补肾。小米性味甘咸，微寒，可健脾。板栗小米粥可健脾，缓解食欲差、脘腹胀闷等症状。

2　汤炖品

陈皮白果乳鸽汤

（1）食材用料

陈皮、白果、乳鸽。

（2）制作步骤

① 乳鸽洗净，切大块备用。

② 陈皮、白果洗净备用。

③ 锅中放入乳鸽、陈皮、白果，加入适量水，大火煮开后转文火，煮1 h，加无碘盐调味。

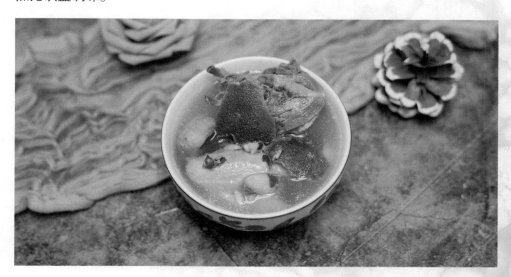

（3）功效

　　陈皮味辛、味苦，性温，归脾经、肺经，可理气开胃、燥湿化痰。白果味甘，入肺经，可敛肺气，定喘嗽。乳鸽肉味咸，性平，归肺、肝、肾经，可滋肾益气，祛风解毒，调经止痛。陈皮白果乳鸽汤可理气敛肺，缓解情绪不畅、腹胀、食欲差、咳嗽等症状。

白萝卜豆腐汤

（1）食材用料

　　白萝卜、豆腐。

（2）制作步骤

　　① 白萝卜洗净，削皮，滚刀切小块备用。
　　② 豆腐切小块备用。
　　③ 锅中放入白萝卜，加入适量水，大火煮开后转文火。
　　④ 待白萝卜煮软后，加入豆腐，煮 10 min。

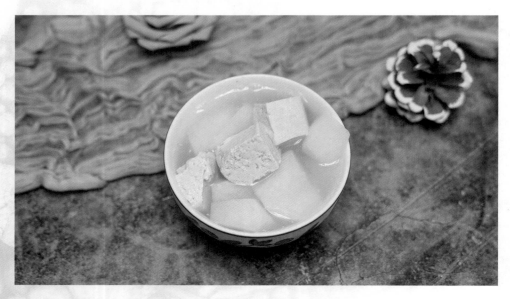

（3）功效

白萝卜，为莱菔的根，古有谚语："十月萝卜小人参。"白萝卜入肺、胃经，可消食化痰，下气宽中。豆腐甘、凉，益气和中，生津润燥。白萝卜豆腐汤可健脾益气，缓解腹胀、胸闷不舒，可生津润喉，缓解咽部不适、咽痛等症状。

陈皮菜干排骨汤

（1）食材用料

陈皮、菜干、排骨。

（2）制作步骤

① 排骨洗净切块，焯水备用。
② 锅中放入适量水，烧沸后加入排骨、陈皮、菜干。
③ 大火煮15 min后转文火1 h。

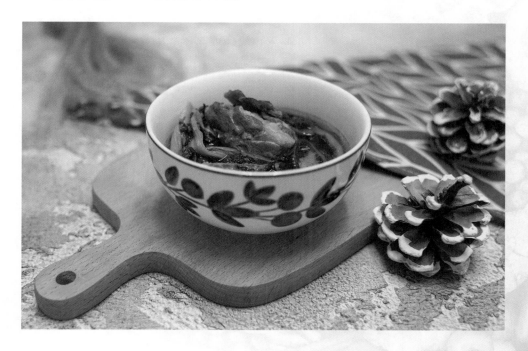

（3）功效

　　菜干是广式汤中重要的食材之一，也是一种百搭食材，是将大白菜叶一片一片的晒干制作而成。菜干微寒、味甘，性平，归肠、胃经，可以清热利咽。陈皮味辛、味苦，性温，归脾经、肺经，可理气开胃，燥湿化痰。排骨味甘咸，性平，归脾、胃、肾经，可以滋养脾胃。陈皮菜干排骨汤一则可健脾理气，缓解情绪易急躁或低落，腹胀胸闷等症状；二则可清咽，缓解咽部异物感、咽痛等症状。

3　代茶饮

陈皮山楂乌梅水

　　陈皮味辛、味苦，性温，归脾经、肺经，可理气开胃，燥湿化痰。山楂味酸，性甘，微温，归脾、胃、肝经，消食健胃，行气散瘀，化浊降脂。乌梅味酸、涩，性平，归肝、脾、肺、大肠经，可生津止渴。陈皮山楂乌梅水一则可健脾理气，缓解情绪急躁，胸闷不舒；二则可生津止渴，缓解咽干口渴。

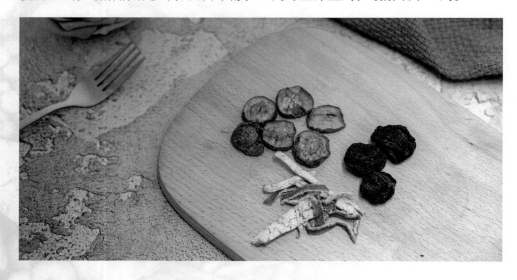

牛蒡子茶（牛蒡子、陈皮、石斛）

牛蒡子味辛、苦，性寒，归肺、胃经，可疏散风热，宣肺利咽，解毒透疹，消肿疗疮。陈皮味辛、苦，性温，归脾、肺经，可理气开胃，燥湿化痰。石斛味甘，性微寒，归胃、肾经，可益胃生津，滋阴清热。牛蒡子茶一则可宣肺止渴，缓解咳嗽，咽干，咽部异物感等症状；二则可健脾理气，缓解脘腹胀闷、食少、排便不畅等症状。

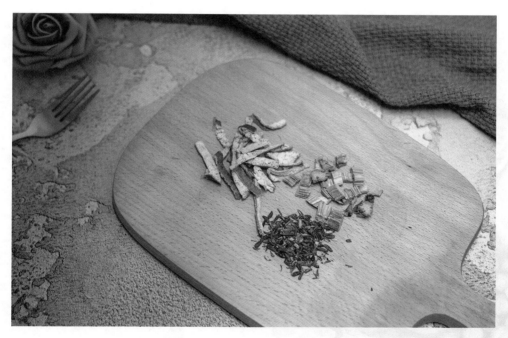

（二）证候二：肝郁脾虚证

颈部多明显肿大，有颈部肿胀感，或咽部异物感，情绪不畅，或急躁易怒，或情绪低落，疲劳乏力，喜太息，腹胀便秘或腹泻，下肢轻度水肿，失眠健忘，月经失调。舌质淡红，舌体胖大、齿痕，苔白，脉弦细。

1 粥养方

八宝粥（腊八粥）

（1）食材用料

粳米、薏仁米、白扁豆、莲肉、山药、红枣、桂圆、百合。（不同地区的人们根据自己饮食喜好，选用不同的用料）

（2）制作步骤

① 绿豆、赤小豆提前一晚浸泡。

② 锅中放入食材用料，加适量水。

③ 大火煮开后转文火，煮30 min，可依个人口味放入红糖或盐等调味。

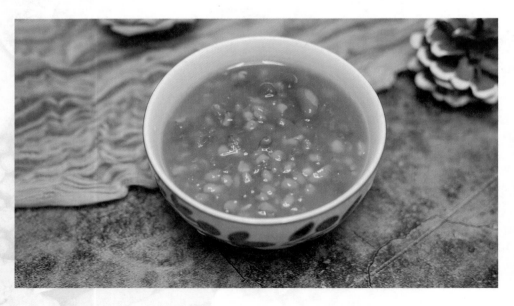

（3）功效

八宝粥中粳米加上多种豆类、中药材，可以健脾养胃，缓解食欲差、胃痛、胃胀等症状。

椰香玉米粥

（1）食材用料

玉米粒、椰汁。

（2）制作步骤

① 锅中煮开两碗水，将玉米粒倒入锅中再度煮沸。

② 转文火煮5～10 min。

③ 椰肉切小块。

④ 加入椰汁、椰肉，过程中不断搅拌以免粘锅，锅中微沸腾时关火。

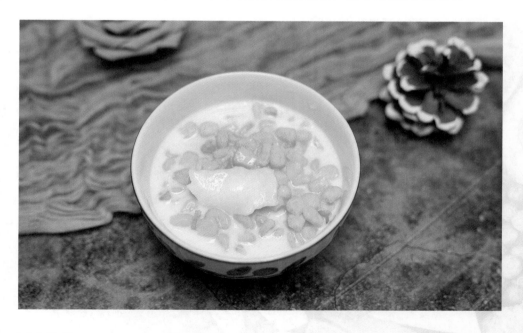

（3）功效

玉米可开胃、通便、利尿。玉米中的维生素B$_6$、烟酸等成分，具有刺激胃肠蠕动的特性，可防治便秘。椰汁及椰肉含大量蛋白质、果糖、葡萄糖、蔗糖、脂肪、维生素B$_1$、维生素E、维生素C、钾、钙、镁等。椰子味甘、性平、入胃、脾、大肠经，果肉具有补虚之效。椰香玉米粥可健脾渗湿，缓解食欲差、腹胀、下肢轻度水肿、眼睑肿等症状。

山药玉米粥

（1）食材用料

山药、玉米。

（2）制作步骤

① 山药削皮洗净，切小段。

② 锅中放适量水，煮开后加山药、玉米粒。

③ 大火煮开后转文火，煮30 min，防止粘锅。

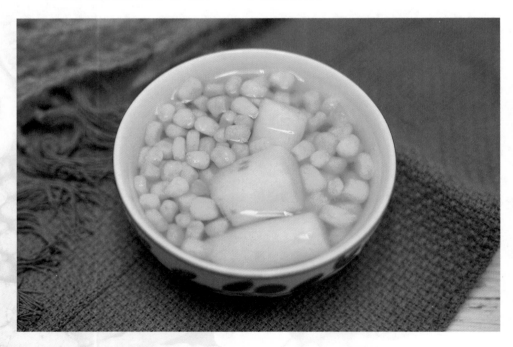

（3）功效

山药味甘，性温，可健脾补肺，固肾益精。玉米可开胃、通便、利尿。玉米中的维生素B$_6$、烟酸等成分，具有刺激胃肠蠕动的特性，可防治便秘。山药玉米粥可健脾补肺，利尿通便，缓解腹胀、咽部不适、排便不畅及下肢、眼睑水肿等症状。

2 汤炖品

花旗参鸡汤

（1）食材用料

    花旗参、鸡。

（2）制作步骤

    ① 鸡撕掉鸡皮，斩大件，焯水备用。

    ② 鸡和切片的花旗参放进汤锅里，加适量水。

    ③ 大火煮开后，转慢火煲 1.5 h，放无碘盐调味即可。

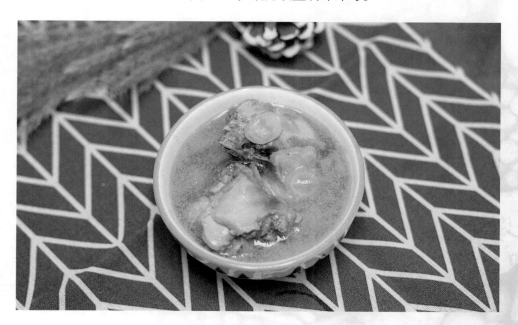

（3）功效

花旗参又称"西洋参"，西洋参味甘微苦，性凉，入心、肺、肾三经，可益肺阴，清虚火，生津止渴。花旗参鸡汤可益肺生津，缓解咽干、咳嗽、口渴等症状。

淮杞桂圆炖水鱼

（1）食材用料

山药、枸杞、桂圆、水鱼、瘦肉。

（2）制作步骤

① 水鱼洗净宰杀，斩件。

② 瘦肉洗净切小块。

③ 山药、枸杞洗净备用。

④ 锅中放入山药、枸杞、桂圆、水鱼、瘦肉，加入适量水，炖煮1 h。

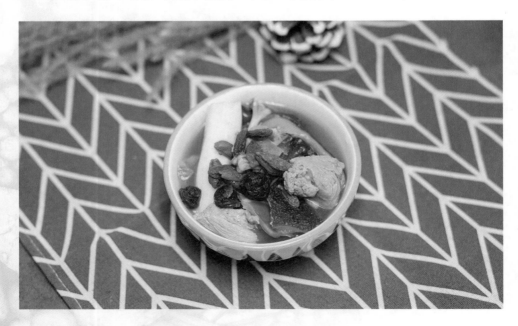

（3）功效

山药味甘，性温，可健脾补肺，固肾益精。枸杞味甘，性平，可滋肾润肺，补肝明目。桂圆味甘，性温，归心、脾经，可补益心脾，养血安神。水鱼又称为甲鱼、鳖，水鱼味甘，性平，入肝经，可治骨蒸劳热、瘰疬。淮杞桂圆炖水鱼一则可健脾润肺，缓解腹胀、食欲不佳、大便溏、干咳等症状；二则可宁心安神，缓解失眠、燥热、心烦等症状。

灵芝瘦肉汤

（1）食材用料

灵芝、猪瘦肉。

（2）制作步骤

① 灵芝洗净备用。
② 猪肉洗净切小块，备用。
③ 锅中放入瘦肉、灵芝，加适量水。
④ 大火煮开后转文火，煲 1 h。

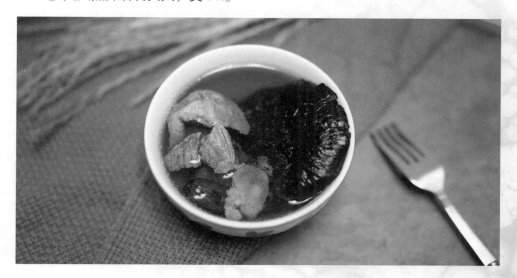

（3）功效

灵芝味甘，性平，归心、肺、肝、肾经，可补气安神，止咳平喘。灵芝瘦肉汤可缓解咳嗽、咳痰，胸闷，疲乏，失眠等症状。

3 代茶饮

大麦山楂山药茶

大麦味甘咸，性凉，入脾、胃二经，可和胃利水。山楂酸、甘，微温，归脾、胃、肝经，消食健胃，行气散瘀，化浊降脂。山药味甘，性温，可健脾补肺，固肾益精。大麦山楂山药茶可健脾和胃行气，缓解食欲差或食后腹胀难消化、情绪急躁等症状。

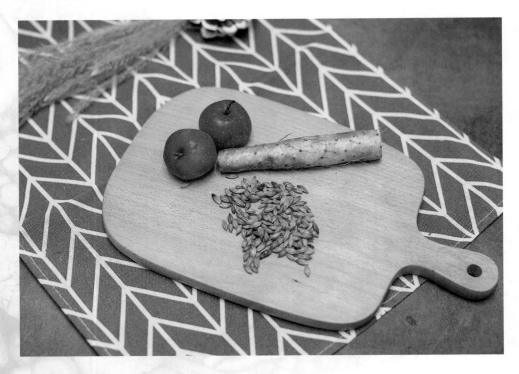

柚子蜂蜜黄芪茶

　　柚子味甘、酸，性寒，归肺、胃经，可消食，化痰。蜂蜜主要成分是葡萄糖，果糖，可调节脾胃。黄芪味甘，性微温，归脾、肺经，可补气固表。柚子蜂蜜黄芪茶可健脾理气，和胃消食，缓解疲劳腹胀、情绪急躁、食欲差、易积食等症状。

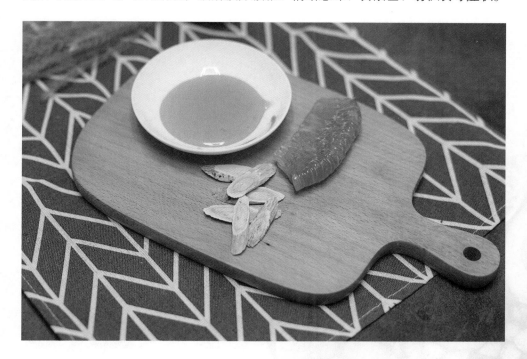

（三）证候三：肝郁脾虚、痰瘀互结证

　　颈部多见明显肿大，情绪不畅，或急躁易怒，或情绪低落，咽部异物感，或有痰涎，难以咳出，疲劳乏力，腹胀、便秘或腹泻，失眠健忘，月经延迟、色暗、量少、血块。舌质暗红，或可见瘀斑、瘀点，脉涩。

1 粥养方

山药猪肝粥

（1）食材用料

山药、猪肝、粳米。

（2）制作步骤

① 猪肝洗净切薄片。

② 山药削皮洗净，切小粒。

③ 锅中放入粳米，山药，加适量水，熬煮30 min，中间可搅拌防止粘锅。

④ 锅中放入猪肝片，煮滚后关火，焖2 min，加适量葱花及无碘盐。

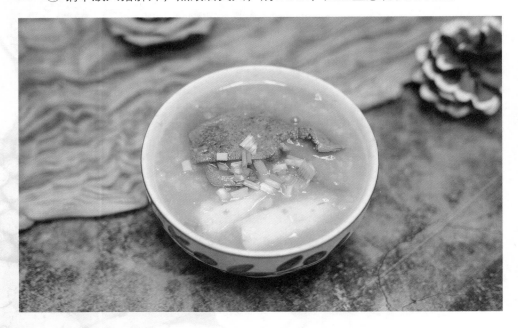

（3）功效

山药味甘，性温，可健脾补肺，固肾益精。猪肝味甘、苦，性温，归脾、胃、肝经，养肝明目，补气健脾。粳米味甘，性平，入脾、胃经，可补中益气，健脾和胃，除烦渴。山药猪肝粥可健脾补肺，缓解咽部异物感，咽干，咳嗽咳痰，食欲差，腹胀，排便不畅等症状。

红糖黑米粥

（1）食材用料

　　红糖、黑米、粳米。

（2）制作步骤

　　① 锅中放入黑米、粳米，加适量水，大火煮开后转文火，熬30 min。
　　② 加入红糖，煮10 min。

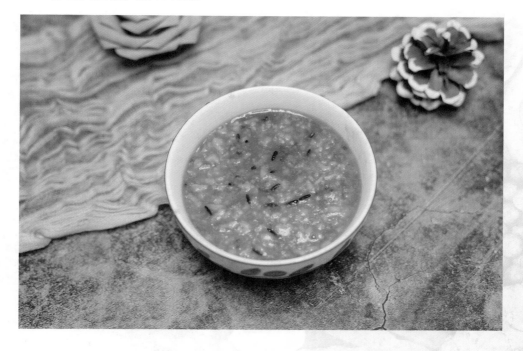

（3）功效

　　黑米含蛋白质、碳水化合物、B族维生素、维生素E、钙、磷、钾、镁、铁、锌等营养元素。黑米所含锰、锌、铜等无机盐大都比大米高1～3倍；更含有大米所缺乏的维生素C、叶绿素、花青素、胡萝卜素及强心苷等特殊成分。黑米具有滋阴补肾，健脾暖肝，补益脾胃，益气活血，养肝明目等疗效。粳米味甘，性平，归脾、胃经，可补中益气，健脾和胃，除烦渴。红糖黑米粥既可健脾补肾，缓解食欲差、乏力、女性月经量少色黑等症状；又可疏肝活血，缓解情绪急躁、胸闷心慌、舌下络脉青紫等症状。

红豆枸杞粥

（1）食材用料

红豆、枸杞、粳米。

（2）制作步骤

① 红豆提前一晚浸泡。

② 锅中放入粳米、枸杞、提前浸泡的红豆。

③ 大火煮开后转文火，熬煮40 min。

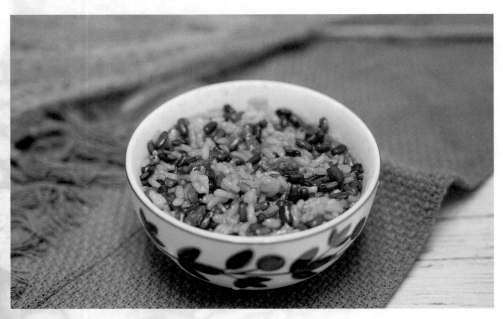

（3）功效

红豆味苦，性平，可理气通经。枸杞味甘，性平，可滋肾润肺，补肝明目。粳米味甘，性平，入脾、胃经，可补中益气，健脾和胃，除烦渴。

2 汤炖品

红枣黄芪排骨汤

（1）食材用料

红枣、黄芪、排骨。

（2）制作步骤

① 排骨洗净，剁成块。

② 红枣、黄芪洗净备用。

③ 锅中加入适量水，放入排骨、红枣、黄芪，大火煮开后转文火，熬煮 1.5 h。

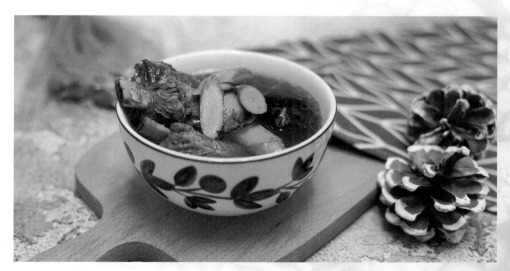

（3）功效

红枣味甘，性平，归脾、胃经，可补脾和胃，益气生津。黄芪味甘，性微温，归脾、肺经，可补气固表。沙参味甘，归肺、胃经，可养阴清热，润肺化痰，益胃生津。排骨含大量磷酸钙、骨胶原、骨黏蛋白，味甘咸，性平，归脾、胃、肾经，可以滋养脾胃。红枣黄芪排骨汤一则可健脾，缓解食欲差、腹胀等症状；二则可润肺化痰，缓解咳嗽咳痰、咽部异物感等症状；三则可益气，缓解疲乏、怕冷等症状。

虫草花鸡汤

（1）食材用料

虫草花、鸡。

（2）制作步骤

① 鸡洗净切块，焯水备用。
② 虫草花洗净备用。
③ 锅中放入适量水，加入焯水后的鸡块及虫草花，大火煮开后转文火，煮1.5 h。

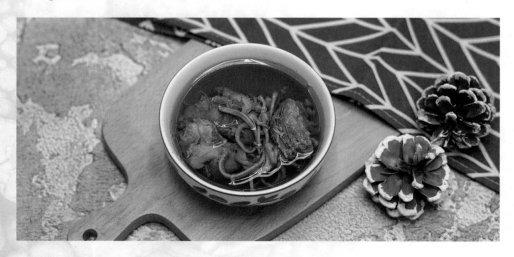

（3）功效

虫草花味甘，性平，归脾、肺、肾三经，可补肾益肺。鸡肉甘温，归脾胃经，可温中，益气。虫草花鸡汤可益气补肾润肺，缓解乏力、咳嗽、咽部不适、腰酸腿软、失眠等症状。

核桃杜仲猪腰汤

（1）食材用料

核桃仁、杜仲、猪腰。

（2）制作步骤

① 将猪腰中间切开，剥去白色筋膜，用清水冲洗干净。

② 杜仲、核桃仁洗净备用。

③ 锅中放入适量清水，加入猪腰、杜仲、核桃仁，大火煮开后转文火，煲 1 h。

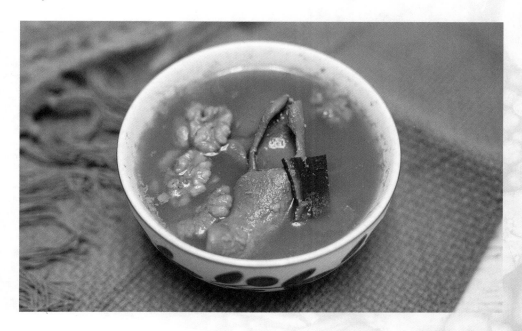

（3）功效

核桃仁味甘，性温，归肺、肾、大肠经，可温补肺肾，定喘润肠。杜仲味甘，性温，归肝、肾经，可补肝肾、强筋骨。猪腰味咸，性平，归肾经，可补肾益阴，利水。核桃杜仲猪腰汤一则可温补肺肾，缓解气喘、咳嗽、咽部不适、腰酸、女性月经量少等症状；二则可利水，缓解下肢水肿、大便溏稀等症状。

3　代茶饮

罗汉果乌梅茯苓茶

罗汉果味甘、性凉，归肺、大肠经，可清热润肺、利咽开音。乌梅味酸、涩，性平，归肝、脾、肺、大肠经，可生津。茯苓味甘、淡，性平，归心、肺、脾、肾经，可利水渗湿、健脾宁心。罗汉果乌梅茯苓茶一则可润肺利咽，缓解暗哑、咽干、咽部异物感等症状；二则可健脾渗湿，缓解舌体胖大有齿痕、腹胀、大便溏稀等症状。

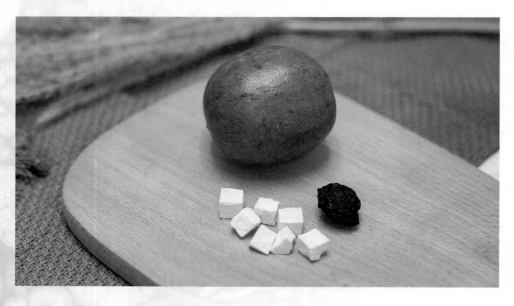

枸杞大枣玫瑰花茶

枸杞味甘，性平，可滋肾润肺，补肝明目。红枣味甘，性平，归脾、胃经，可补脾和胃，益气生津。玫瑰花味甘，性温，归肝、脾经，可行气解郁和血。枸杞大枣玫瑰花茶可一则可补脾肾，缓解乏力、食欲差、腰酸等症状；二则可行气和血，缓解情绪不畅，女性月经量少、色深有血块等症状；三则可润肺益气，缓解咽部不适、咳嗽、怕风等症状。

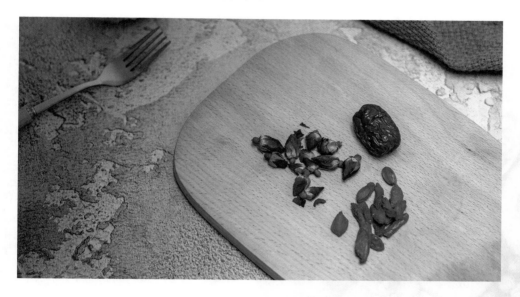

第四节 甲状腺结节及肿瘤

一、营养元素

（一）碘元素

临床中经常有患者会问："得了甲状腺结节，我究竟是应该多吃碘还是少吃碘呢？"根据疾病发生发展规律和临床经验，我们认为是否补碘需要根据具体情况来分析，需要明确甲状腺结节的病因和分类，根据甲状腺结节的不同情况制订个性化、针对性的饮食方案。第一种情况，限碘饮食，包括限制海带、紫菜、海虾、海鱼等一系列海产品，蚝油、鸡精等含碘调料，平素宜食用无碘盐，此类结节多伴有甲亢或桥本甲状腺炎或属于高功能腺瘤者。第二种情况，无须限碘饮食，此类结节无功能，不影响甲状腺激素的分泌，对甲状腺功能无异常影响，饮食上无须忌碘，是否需要补碘，建议到专业医院测定后再根据实际情况选择摄入量。

（二）镁离子

镁是甲状腺激素合成的必要条件，新鲜绿色蔬菜中富含镁，每天摄入新鲜蔬菜对维持甲状腺功能有益处。但有报道提及甲状腺结节患者不可食用甘蓝和西蓝花等十字花科蔬菜，摄入此类蔬菜会干扰甲状腺激素的合成和碘的摄取，进而造成人体内甲状腺激素生成障碍，导致甲状腺肿大。针对上述观点，我们要根据自身实际情况理性思考，若产生上述观点的结果，需要满足以下条件：第一，需要短时间内大量食用十字花科蔬菜，例如每天吃1千克的西蓝花或卷心菜等；第二，大量吸烟或者同时食用富含类黄酮的水果（苹果、梨、葡萄、橘子）。除了上述的情况，一般的甲状腺结节、甲状腺癌的患者都可以适当摄入十字花科蔬菜。尤其是平素经常进食海产品以及沿海地区的人群，适量补充十字花科蔬菜能有效降低高碘对于甲状腺的刺激作用，其中富含的大量抗氧化剂更能保护全身细胞免受各种有毒物质的侵袭和破坏。

二、日常饮食注意事项

《黄帝内经》言："五谷为养，五果为助，五畜为益，五菜为充。气味和而服之，以补精益气。"谨和五味、饮食有节对于甲状腺结节患者来说至关重要。日常饮食注意事项，一般而言，禁忌的食物包括大蒜、辣椒等辛辣刺激性食物及浓茶、咖啡、烟酒、油炸食物等，含碘丰富的食物要注意根据具体病情合理适当食用，合并甲亢或甲状腺炎等情况最好是减少食用量，比如海带、紫菜、海蜇等。适宜的食物包括牛奶、蛋类、豆制品、精瘦肉、鱼肉等富含蛋白质的食物，新鲜蔬菜、水果等富含维生素的食物，动物内脏、鹅蛋、桑葚等富含硒的食物，粗粮、豆类等含锌丰富的食物。平素应该多吃一些有助于消肿的食物，比如油菜、芥菜、猕猴桃等，多吃点水果、蔬菜、粗粮有助于提高身体免疫力。

甲状腺结节患者，在饮食上建议食用高蛋白质、高维生素同时又容易消化的食物，但摄入脂肪和盐分一定要适当，千万不可过高，临床研究显示，喜欢咸食的人群，甲状腺结节的患病率显著升高，饮食习惯与女性甲状腺结节患病率存在明显相关性，这一特点与男性患者相似，喜欢咸食的人群甲状腺结节的患病率也明显升高。所以建议平时低盐、低脂清淡均衡饮食，对于甲状腺结节及甲状腺癌的疾病控制大有裨益。

三、中医证候及饮食

（一）证候一：肝郁气滞证

颈部肿胀感，或可触及颈部肿物，或咽部明显异物感，情绪不畅，或急躁易怒，或情绪低落，伴胸闷不舒，喜太息，腹胀便秘。舌质淡红，苔薄白，脉弦。

1 粥养方

清香桂花粥

（1）食材用料

桂花、粳米。

（2）制作步骤

① 将桂花中杂质拣去，用冷水漂洗干净。

② 锅中加入适量水、粳米，大火煮开后转文火，熬煮粳米软烂。

③ 加入桂花，煮沸后可加白糖调味。

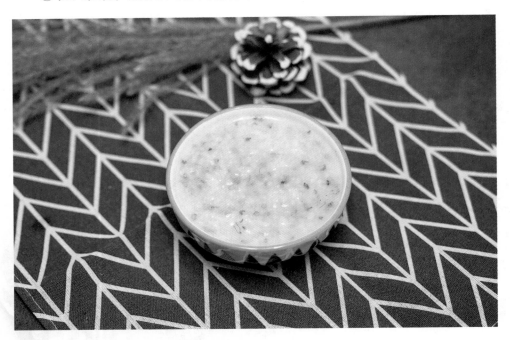

（3）功效

桂花味辛，性温。归肺经、脾经、肾经，可温肺化饮，散寒止痛。粳米味甘，性平，入脾、胃经，可补中益气、健脾和胃，除烦渴。桂花粥清甜软烂，可温肺健脾，缓解咽部异物感、咳嗽咳痰、腹胀不舒等症状。

陈皮昆布粥

（1）食材用料

陈皮、昆布、粳米。

（2）制作步骤

① 昆布提前半小时浸泡，漂洗干净切末，备用。

② 陈皮洗净。

③ 锅中放入适量水，加入粳米、陈皮，大火煮开后转文火，煮 25 min。

④ 锅中加入昆布末，煮 15 min。

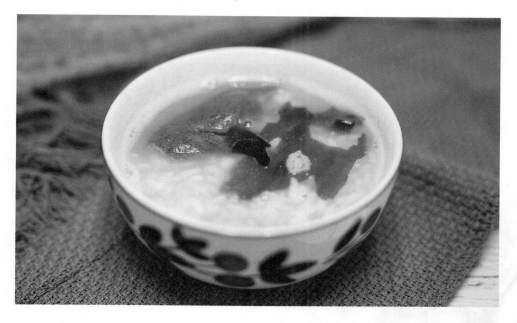

（3）功效

陈皮味苦、辛，性温，归肺、脾经。可理气健脾，燥湿化痰。昆布味咸，性寒，归肝、胃、肾经，可消痰软坚散结，利水消肿。《名医别录》记载昆布"主十二种水肿，瘿瘤，聚结气，瘿疮。"《本草纲目》谓："昆布，海岛人爱食之，为无好菜，只食此物，服久相习，病亦不起……"。从古至今，常用昆布治疗甲状腺肿物。陈皮昆布粥一则可理气健脾，缓解情绪不畅、喜太息、腹胀等症状；二则可软坚散结，利于消散结节等症状。

玫瑰花乌梅粥

（1）食材用料

玫瑰花、乌梅、粳米。

（2）制作步骤

① 玫瑰花、乌梅洗净。

② 将玫瑰花、乌梅放入锅中，加适量水，熬煮15 min，去渣留汁。

③ 锅中加入粳米，大火煮开后转文火，熬煮成粥，加入冰糖调味即可。

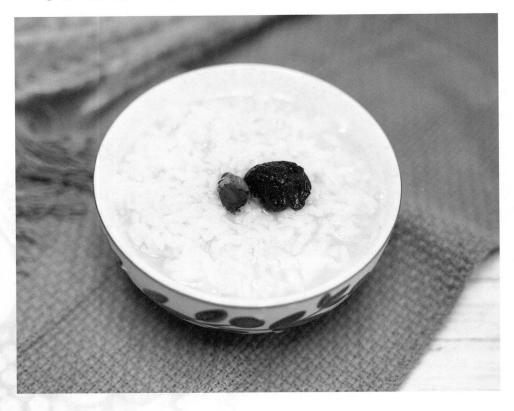

（3）功效

玫瑰花味甘，性温，入肝、脾二经，可行气解郁和血。乌梅性平，味酸、涩，归肝、脾、肺、大肠经，可敛肺生津。玫瑰花乌梅粥可敛肺行气，缓解情绪急躁或心情失落，改善咽部异物感、咽干等症状。

2　汤炖品

夏枯草生地瘦肉汤

（1）食材用料

夏枯草、生地、猪瘦肉。

（2）制作步骤

① 夏枯草、生地洗净备用。

② 猪肉洗净切块，备用。

③ 锅中放入夏枯草、生地、猪肉，加适量水，大火煮开后转文火，煲 1.5 h。

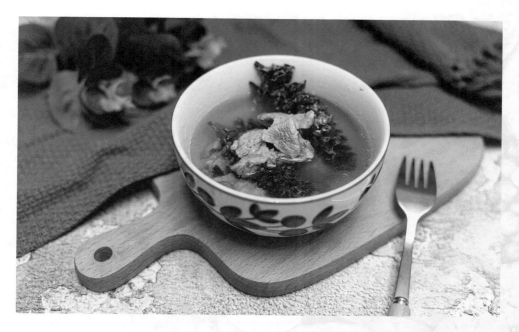

（3）功效

夏枯草味辛、苦，性寒，归肝、胆经，可清肝泻火，明目，散结消肿。生地味甘，性寒，归心、肝、肾经，可清热凉血，养阴生津。夏枯草生地瘦肉汤可清肝养阴，消肿散结，缓解急躁易怒、口干、颈前肿胀症状。

海带黄豆骨头汤

（1）食材用料

　　海带、黄豆、猪骨。

（2）制作步骤

　　① 海带洗净，切断。
　　② 黄豆提前半小时浸泡。
　　③ 猪骨洗净。
　　④ 锅中放入海带、黄豆、猪骨，加入适量水，大火煮开后转文火，煲1.5 h。

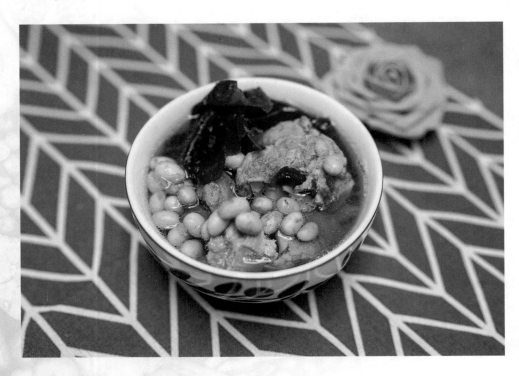

（3）功效

海带归肝、胃、肾经，可利水消肿散结。黄豆的营养成分丰富，其蛋白质含量比谷类和薯类食物高2.5～8倍，除糖类较低外，还含有脂肪、钙、磷、铁和维生素B$_1$、维生素B$_2$等人体必需的营养物质。海带黄豆骨头汤可利水散结，缓解颈前肿胀不适、大便溏、舌胖大等症状。

陈皮绿豆鸽子汤

（1）食材用料

陈皮、绿豆、鸽子。

（2）制作步骤

① 绿豆洗净后浸泡1 h。

② 陈皮洗净。

③ 鸽子洗净焯水备用。

④ 锅中放入鸽子、陈皮、绿豆，加入适量水，大火煮开后转文火，煲1 h。

⑤ 再次开大火，将聚集的绿豆皮捞出，加适量盐调味。

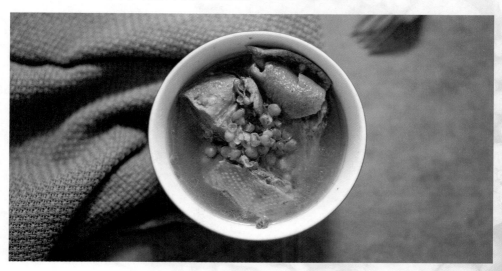

（3）功效

陈皮味苦、辛，性温，归肺、脾经，可理气健脾，燥湿化痰。绿豆味甘，性凉，入心、胃经，具有清热解毒，除烦止渴的功效。鸽肉味咸，性平，归肺、肝、肾经，可滋肾益气，祛风解毒，调经止痛。陈皮绿豆鸽子汤一则可理气除烦，缓解情绪易激动、低落等症状；二则可健脾化痰，缓解腹胀、咽部异物感、舌体胖大等症状。另外，女性饮用此汤，可调经止痛。

3　代茶饮

茉莉玫瑰菊花茶

茉莉花味辛、微甘，性温，归脾、胃、肝经，可理气和中。玫瑰花味甘，性温，归肝、脾二经，可行气解郁和血。菊花味苦、甘，归肺、肝经，可散风清热，平肝明目，清热解毒。茉莉玫瑰菊花茶可行气解郁明目，缓解情绪急躁、腹胀、胸闷、眼睛干涩等症状。

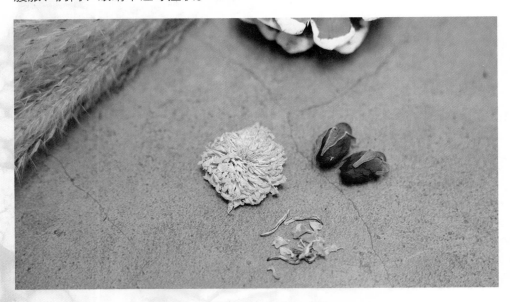

银杏叶陈皮玫瑰花茶

银杏叶味甘、苦、涩，性平，归心、肺经，可敛肺、平喘、活血化瘀、止痛。陈皮味苦、辛，性温，归肺、脾经，可理气健脾，燥湿化痰。玫瑰花味甘，性温，归肝、脾经，可行气解郁和血。银杏叶陈皮玫瑰花茶一则可敛肺，缓解咳嗽咳痰等症状；二则可疏肝解郁，缓解情绪急躁或低落等症状；三则可健脾渗湿，缓解腹胀、便溏等症状。

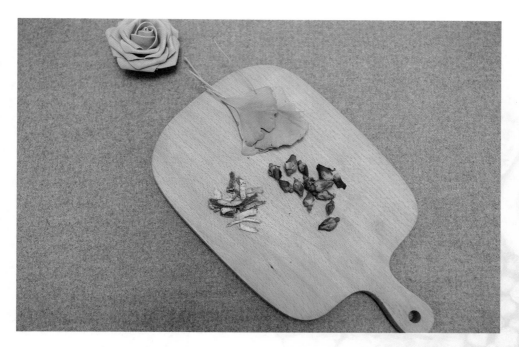

（二）证候二：痰湿阻滞证

颈部肿胀感，甚至可触及颈前区肿物，或咽部明显异物感，或有痰涎，疲劳乏力，腹胀、便秘或腹泻，食欲不振。舌质淡红，舌体胖大、齿痕，苔白腻，脉弦滑。

1 粥养方

桂花紫薯粥

（1）食材用料

桂花、紫薯、粳米。

（2）制作步骤

① 紫薯削皮，切小块备用。

② 锅中放入紫薯、粳米，加适量水，大火煮开后转文火。

③ 熬煮过程中，不停搅拌，防止粘锅，熬30 min后，撒上干桂花，可加冰糖调味。

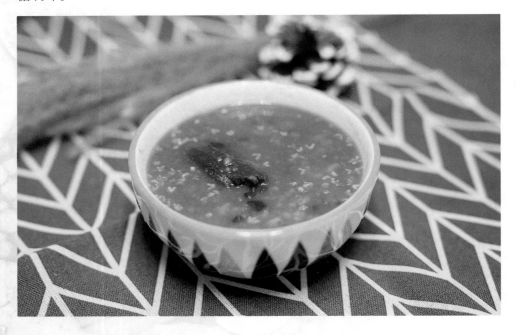

（3）功效

桂花味辛，性温，归肺、脾、肾经，可温肺化饮，散寒止痛。紫薯富含硒元素和花青素，含蛋白质及多种维生素。粳米味甘，性平，归脾、胃经，可补中益气，健脾和胃，除烦渴。桂花紫薯粥可温肺健脾，缓解咽部异物感、咳嗽咳痰、腹胀等症状。

玉米须银耳粥

（1）食材用料

　　玉米须，银耳，粳米。

（2）制作步骤

　　① 银耳提前温水泡发，去蒂，撕成小片。
　　② 锅中加适量水，放入玉米须，大火煮开，捞出玉米须，放入粳米、银耳。
　　③ 文火煮30 min，可加入适量冰糖调味。

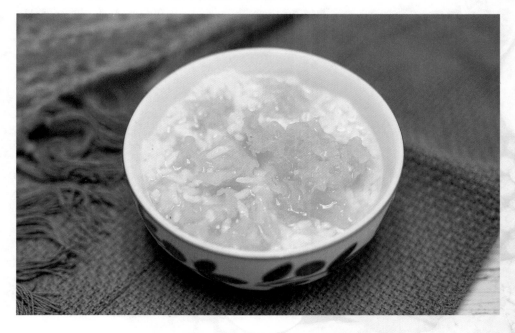

（3）功效

　　玉米须味甘，性平，归肾经、胃经、肝经、胆经，可利尿、消肿。银耳味甘，性平，可滋阴润肺。玉米须银耳粥可润肺利水，缓解咳痰、咽部异物感、便溏等症状。

芋头咸骨粥

（1）食材用料

　　芋头、广式烧猪骨、粳米。

（2）制作步骤

　　① 芋头洗净切小块，烧猪骨剁成小块。

　　② 锅中放入芋头、烧猪骨，加适量水。

　　③ 大火煮开后转文火，煮至粳米软烂，加盐调味。

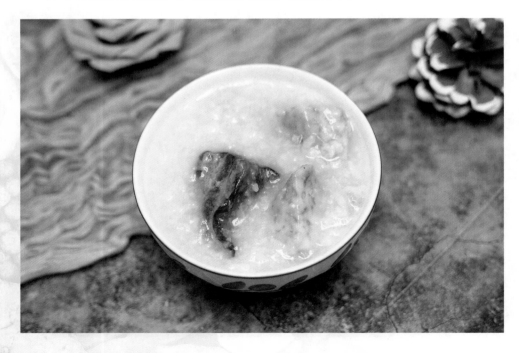

（3）功效

　　芋头味辛、甘，性平，归胃经，可健脾补虚，散结解毒。猪骨味涩，性平，归肺、肾、大肠经。芋头咸骨粥可健脾散结，缓解食欲差、腹胀等症状，利于消散结节。

2 汤炖品

昆布海藻瘦肉汤

（1）食材用料

　　昆布、海藻、猪瘦肉。

（2）制作步骤

　　① 昆布、海藻提前浸泡，洗净。

　　② 猪肉洗净切块备用。

　　③ 锅中放入昆布、海藻、猪肉，加适量水，大火煮开后转文火，煲1 h。

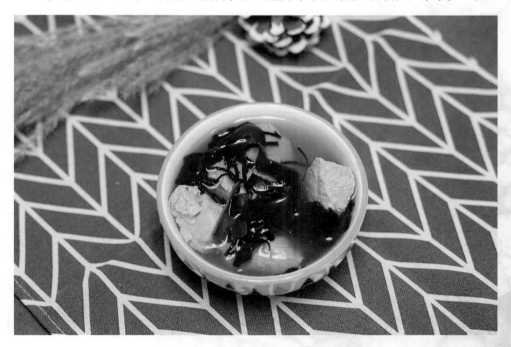

（3）功效

昆布、海藻味咸，性寒，归肝、胃、肾经，可消痰软坚散结，利水消肿。《名医别录》记载昆布"主十二种水肿，瘿瘤，聚结气，瘿疮。"《本草纲目》谓："昆布，海岛人爱食之，为无好菜，只食此物，服久相习，病亦不起……"。昆布海藻瘦肉汤可消痰散结，用于甲状腺结节，缓解咽部异物感，颈部肿胀不适。

冬瓜排骨汤

（1）食材用料

冬瓜、排骨。

（2）制作步骤

① 排骨剁块，洗净焯水备用。

② 冬瓜削皮去籽，切小块。

③ 锅中放入冬瓜、排骨，大火煮开后转文火，煲 1.5 h。

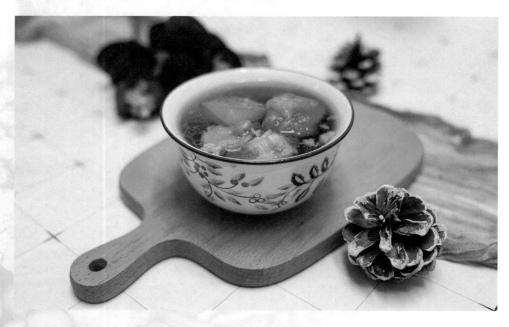

（3）功效

冬瓜味甘，性微寒，归肺、大小肠经，可利水消痰，清热解毒。冬瓜排骨汤可利水，缓解眼睑或小腿水肿，可敛肺化痰，缓解咽部异物感、咳痰等症状。

雪梨猪肺汤

（1）食材用料

雪梨、猪肺。

（2）制作步骤

① 猪肺灌水清洗，反复冲洗直至无血水。

② 猪肺切小块焯水后捞出备用。

③ 雪梨洗净，削皮去核。

④ 锅中放入猪肺、雪梨，大火煮开后转文火，煲 1.5 h。

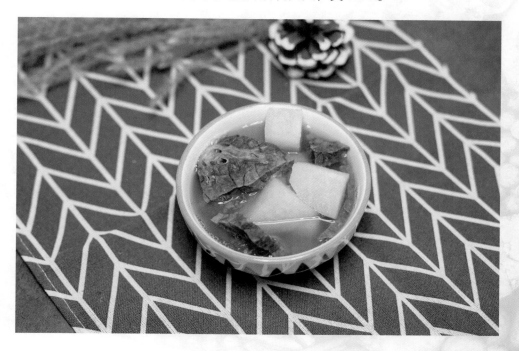

（3）功效

梨味甘，性微寒，归心、肺经，可生津，清热，化痰。猪肺味甘，性平，归肺经，可补肺止咳，止血。雪梨猪肺汤可补肺止咳，化痰，缓解咳嗽咳痰、咽部异物感等症状。

3 代茶饮

木棉玉米茶（木棉花、玉米须）

木棉花味甘、淡，性凉，归大肠经，可清热利湿，解毒。玉米须味甘，性平，归肾经、胃经、肝经、胆经，可利尿、消肿。木棉玉米茶可清热利湿，缓解咽痛、腹胀、便溏、舌体胖大等症状。

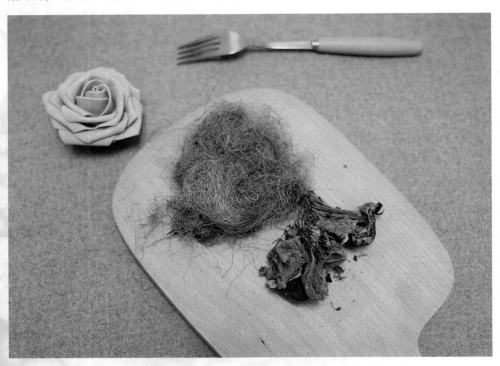

山楂陈皮茯苓茶

山楂味酸、甘，性微温，归脾、胃、肝经，可消食健胃，行气散瘀，化浊降脂。陈皮味苦、辛，性温，归肺、脾经，可理气健脾，燥湿化痰。茯苓味甘、淡，性平，归心、肺、脾、肾经，可利水渗湿，健脾宁心。山楂陈皮茯苓茶一则可健脾燥湿，缓解食欲差，腹胀便溏等症状；二则可疏肝理气，缓解情绪急躁易怒或情绪低落。

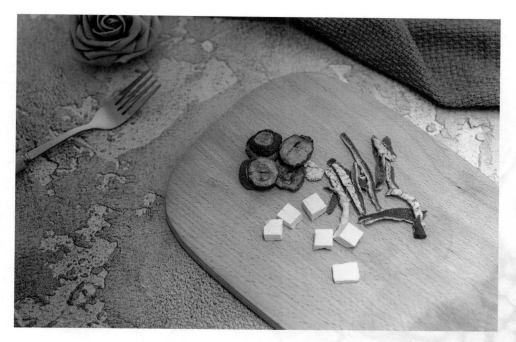

（三）证候三：痰瘀互结证

颈部肿胀感，甚至可触及颈前区肿物，或咽部明显异物感，或偶伴有经前憋闷，月经延迟、色暗、量少、血块，舌质暗红，或可见瘀斑、瘀点，脉涩。

1 粥养方

当归桂圆红枣粥

(1) 食材用料

当归、桂圆、红枣、粳米。

(2) 制作步骤

① 当归、桂圆、红枣洗净备用。

② 红枣去核。

③ 锅中放入当归，加适量水，熬煮20 min，将当归捞出。

④ 锅中放入粳米、桂圆、红枣，大火煮开后转文火，煮至粳米软烂即可。

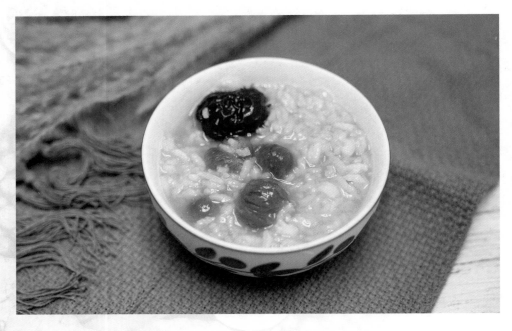

(3) 功效

当归味甘、辛，性温，归肝、心、脾经，可补血活血，调经止痛，润肠通便。桂圆味甘，性温，归心、脾经，可补益心脾，养血安神。红枣味甘，性平，归脾、胃经，可补脾和胃，益气生津。当归桂圆红枣粥可健脾活血，可缓解腹胀、食欲差、心慌胸闷等症状，特别适用于月经色深、痛经的女性。

赤小豆薏苡仁红枣粥

（1）食材用料

赤小豆、薏苡仁、红枣、粳米。

（2）制作步骤

① 赤小豆、薏苡仁提前一晚浸泡。

② 锅中放入提前泡发的赤小豆、薏苡仁，和红枣、粳米，加适量水。

③ 大火煮开后转文火，不停搅拌防止粘锅，煮至粳米软烂即可。

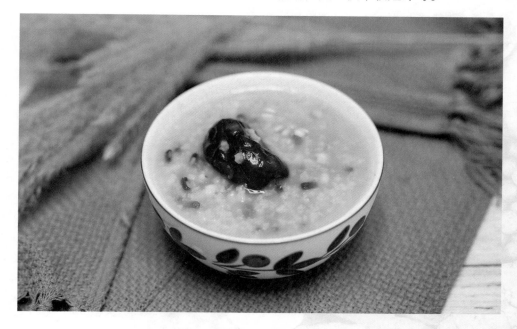

（3）功效

赤小豆味甘、酸，性平，归心、小肠经，可利水消肿。薏苡仁味甘、淡，性凉，归脾、胃、肺经，可利水渗湿，健脾止泻。红枣味甘，性平，归脾、胃经，可补脾和胃，益气生津。赤小豆苡仁红枣粥可健脾利水，缓解腹胀、便溏、下肢轻度水肿、舌体胖大、苔腻等症状。

瑶柱杜仲虾粥

（1）食材用料

瑶柱、杜仲、虾、粳米。

（2）制作步骤

① 瑶柱温水泡发。

② 虾洗净去虾线，去须，将虾头剪下备用。

③ 锅中倒入少量油，将虾头放入，炒香后捞出。

④ 将粳米、瑶柱、杜仲、虾放入锅中。

⑤ 大火煮开后转文火，不时搅拌防止粘锅，30 min后撒入姜丝及葱花，调味关火。

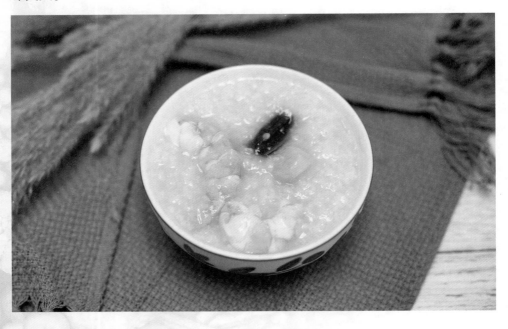

（3）功效

瑶柱味甘、咸，性微温，可滋阴，养血，补肾，调中。杜仲味甘，性温，归肝、肾经，可补肝肾，强筋骨，安胎。虾味甘，性微温，归肝、胃、肾经，可温补肾阳。瑶柱杜仲虾粥可补肝肾，缓解腰酸、腿沉，女性月经量少、色暗。

2 汤炖品

杜仲猪骨汤

（1）食材用料

杜仲、猪骨。

（2）制作步骤

① 猪骨洗净，剁块。

② 锅中放入猪骨，加适量水，放入洗净的杜仲。

③ 大火煮开后转文火，煲 1.5 h。

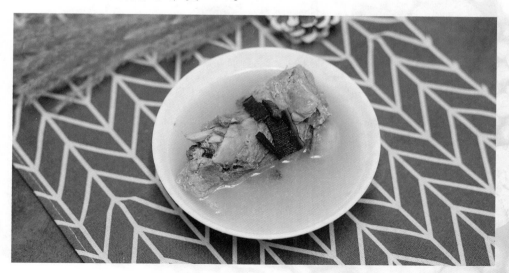

（3）功效

杜仲味甘，性温，归肝、肾经，可补肝肾，强筋骨，安胎。猪骨味涩，性平，归肺、肾、大肠经。杜仲猪骨汤可补肝肾，可改善腰酸背痛，久站无力，女性月经量少，有血块。

杏仁猪肺汤

（1）食材用料

杏仁、猪肺。

（2）制作步骤

① 猪肺洗净，切成小块，焯水备用。

② 甜杏仁去皮。

③ 锅中放入猪肺、杏仁，大火煮开后转文火，煲 30 min。

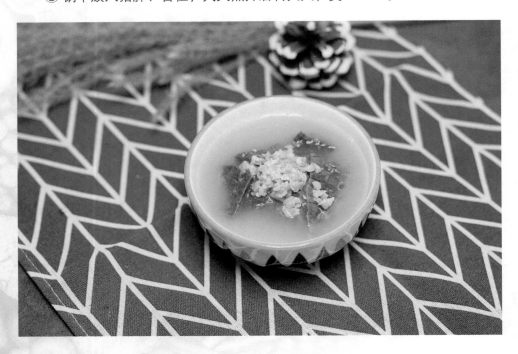

（3）功效

　　杏仁归肺、大肠经，可降气止咳平喘，润肠通便。猪肺味甘，性平，归肺经，可补肺止咳、止血。杏仁猪肺汤可润肺止渴平喘，缓解咽部不适、咳嗽咳痰。

红枣花生猪脚汤

（1）食材用料

　　红枣、花生、猪脚。

（2）制作步骤

　　① 红枣、花生洗净备用。

　　② 猪脚洗净，切小块，焯水备用。

　　③ 锅中放入花生、红枣、猪脚，加入适量水，大火煮开后转文火，煲1h。

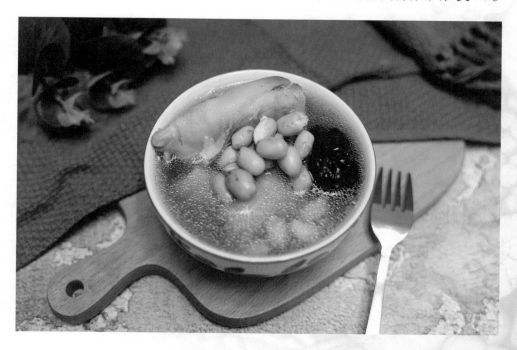

（3）功效

红枣味甘，性平，归脾、胃经，可补脾和胃，益气生津。花生味甘，性平，可润肺和胃。猪脚味甘、咸，性平，归胃经，可补气血。红枣花生猪脚汤一则可健脾补血，缓解乏力、畏寒、女性月经量少等症状；二则可润肺，减少咳嗽咳痰。

3 代茶饮

红枣桂圆薏仁水

红枣味甘，性平，归脾、胃经，可补脾和胃，益气生津。桂圆味甘，性温，归心、脾经，可补益心脾，养血安神。薏苡仁味甘、淡，性凉，归脾、胃、肺经，有利水渗湿、健脾止泻、除痹、排脓、解毒散结的作用。红枣桂圆薏仁水可健脾养血，缓解食欲差、腹胀、大便溏、胸闷心慌、女性月经量少、舌质暗等症状。

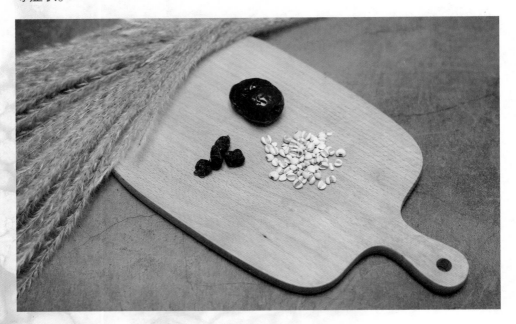

当归橘红玫瑰花茶

　　当归味甘、辛，性温，归肝、心、脾经，可补血活血，调经止痛，润肠通便。橘红味辛、苦，性温，归肺、脾经，可理气宽中，燥湿化痰。玫瑰花味甘，性温，归肝、脾经，可行气解郁和血。当归橘红玫瑰花茶一则可理气调经，缓解情绪急躁或低落，缓解月经量少色暗，通经；二则可燥湿化痰，缓解咽部异物感、咳痰、便溏等症状。

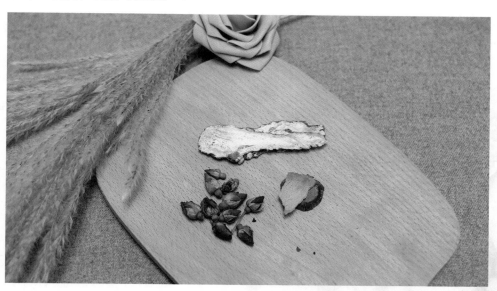

第五节　亚急性甲状腺炎

一、营养元素

（一）碘元素

　　亚急性甲状腺炎患者在疾病发展期会出现甲状腺激素水平升高，机体处于高代谢状态，呈现一过性甲状腺功能亢进。此阶段碘元素摄入过多会进一步促进甲状腺激素分泌，甲状腺持续肿大，所以为避免加重病情、缓解症状，此阶段应严格限制碘元素的摄入，避免进食富含碘的食物。

（二）维生素D

维生素D与甲状腺疾病的关系近年来备受关注。国内一项研究评价补充了维生素D在初诊亚急性甲状腺炎患者治疗中的应用价值，其指出针对亚急性甲状腺炎患者补充维生素D，对缓解急性病情无明显作用，但可降低复发率，减轻复发症状，或许可为亚急性甲状腺炎的辅助治疗提供新思路。

二、日常饮食注意事项

亚急性甲状腺炎在临床中已不在少数，发病率呈现上升趋势，生活中我们对此疾病已不再陌生，那么亚急性甲状腺炎的饮食禁忌包含哪些，我们在日常饮食中需要注意什么呢？笔者根据多年的临床经验总结如下，希望对大家在日常生活中的防病、治病有所帮助。

（一）注意补充蛋白和维生素

亚急性甲状腺炎疾病早期颈部疼痛会伴随吞咽困难，同时处于甲亢高代谢状态，所以早期的饮食主要是以清淡流质饮食为主，补充高热量、高蛋白质、高维生素、高纤维素的食物，比如多吃含维生素高的蔬菜瓜果，含优质蛋白的的瘦肉、鸡肉、鸭肉、淡水鱼等食品。严禁吃高碘食物，以免引起甲状腺激素升高，甲状腺持续肿大，比如海带、紫菜、海苔等。

（二）饮食多清淡，少辛辣刺激

亚急性甲状腺炎患者的饮食以清淡易消化的食物为主，忌油炸、烧烤等燥热性及油腻食品，疾病过程中尽量不吃烧烤、火锅和动物内脏以及腌制食品，少食生冷坚硬不易消化食物；严禁吃辛辣刺激的食物，以免对亚急性甲状腺炎病灶造成刺激使炎症加重，比如生蒜、洋葱、辣椒、胡椒粉、韭菜、咖喱粉等。

另外，疾病期间应注意忌烟酒。

（三）严禁吃富含咖啡因的食物

亚急性甲状腺炎甲亢期，机体处于高代谢状态，咖啡因可以刺激脑神经，使神经处于兴奋状态，这种对神经的刺激作用会加重心脏负担，对亚急性甲状腺炎患者是有害的，甚至还会加重病情。所以应避免浓茶、浓咖啡的大量摄入，平时也尽量不要喝奶茶，因为绝大部分奶茶中都含有咖啡因。

（四）饮食均衡，营养丰富

亚急性甲状腺炎患者，平时饮食要注重营养的增补，以维持身体内各种营养物质所需，注重维生素及必需微量元素的摄入，多吃生果和蔬菜、谷类、豆类，比如生梨、生藕、芹菜、百合、鳖、鸭蛋、黑鱼、蚌肉、瓜菜类等。亚急性甲状腺炎患者因发热、炎症等原因多有阴液耗损，平素宜多饮水。

三、中医证候及饮食

（一）证候一：风热外感、气阴两虚证

颈部多见明显肿大，疼痛明显，疼痛牵扯颔下、耳后或枕部，拒按；伴恶寒发热、头痛、口渴、咽干；舌红苔薄黄，脉浮数或滑数。

1　粥养方

小米南瓜粥

（1）食材用料

南瓜、小米。

（2）制作步骤

① 南瓜去皮去籽，切小块。

② 锅中放入小米、南瓜块，加适量水，大火煮开后转文火，熬至小米及南瓜软烂。

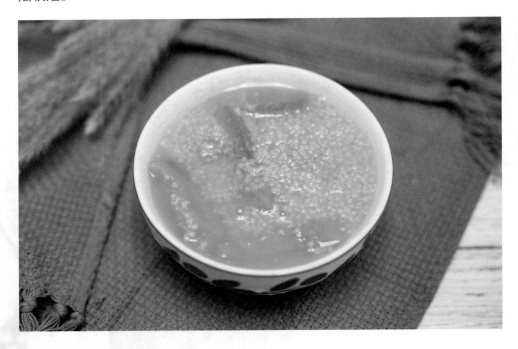

（3）功效

南瓜味甘，归脾、胃经，具有益气清热之功。小米味甘咸，性微寒，具有和中健脾除热、益肾气补虚损、利尿消肿的作用。南瓜小米粥可清热健脾，缓解发热、头痛、口渴、食欲差等症状。

绿豆百合菊花冰粥

（1）食材用

绿豆、百合、菊花、粳米。

（2）制作步骤

① 绿豆提前一晚浸泡。

② 百合、菊花洗净备用。

③ 锅中加水，放入菊花，熬煮20 min，捞出菊花。

④ 加入绿豆、百合、粳米，熬煮半小时，直至大米软烂。

⑤ 粥放凉后，放入冰箱冷藏3～4 h。

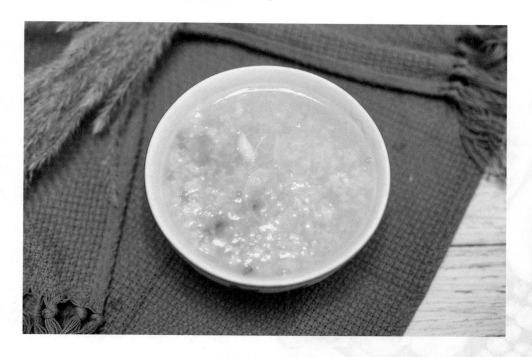

（3）功效

绿豆味甘，性凉，入心、胃经，具有清热解毒，除烦止渴的功效。百合味甘，性寒，归心、肺经，可清心安神。菊花味苦、甘，性微寒，归肺、肝经，可散风清热、平肝明目、清热解毒。绿豆百合菊花冰粥可清热解毒、除烦止渴，缓解燥热出汗、咽痛咽干、心烦。

青果荷叶冰粥

（1）食材用料

青果、荷叶、粳米、冰糖。

（2）制作步骤

① 锅中放入青果、荷叶，加适量水，熬煮30 min，捞出青果、荷叶。

② 锅中放入粳米，大火煮开后转文火，熬30 min，加入冰糖调味。

③ 常温放凉后，放入冰箱冷藏3～4 h。

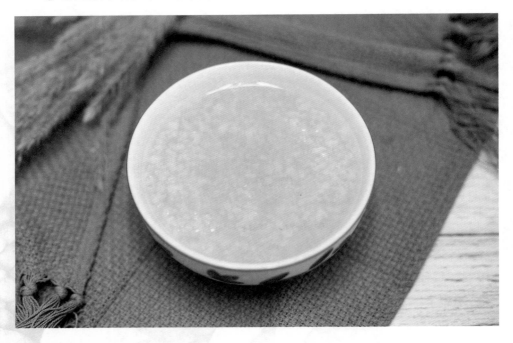

（3）功效

青果味甘、酸，性平，归肺、胃经，可清热解毒，利咽，生津。荷叶味苦，性平，归肝、脾、胃经，可清暑化湿。青果荷叶冰粥可清热解毒、利咽化湿，可缓解发热、咽痛咽干、大便不畅、舌苔黄腻等症状。

2 汤炖品

土茯苓炖水鱼

（1）食材用料

土茯苓、水鱼。

（2）制作步骤

① 水鱼去除内脏，洗净切块备用。

② 土茯苓洗净备用。

③ 锅中加适量水，放入水鱼、土茯苓，煲2 h。

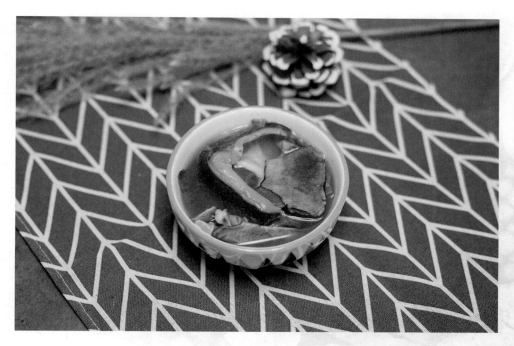

（3）功效

土茯苓，味甘、淡，性平。归胃、肝经，可解毒，除湿，通利关节。水鱼又称为甲鱼、鳖。水鱼味甘，性平，入肝经。可治骨蒸劳热，瘰疬。土茯苓水鱼汤可清热解毒，缓解咽痛、多汗、燥热等症状；还可以滋阴潜阳，缓解潮热、盗汗后津液不足的咽干口渴症状。

黄豆苦瓜骨头汤

（1）食材用料

　　黄豆、苦瓜、猪骨。

（2）制作步骤

　　① 黄豆提前浸泡半小时。
　　② 苦瓜去核切块，洗净备用；猪骨洗净切块，备用。
　　③ 黄豆、苦瓜、猪骨放入锅中，加适量水，武火煮沸后转文火，煲2 h。

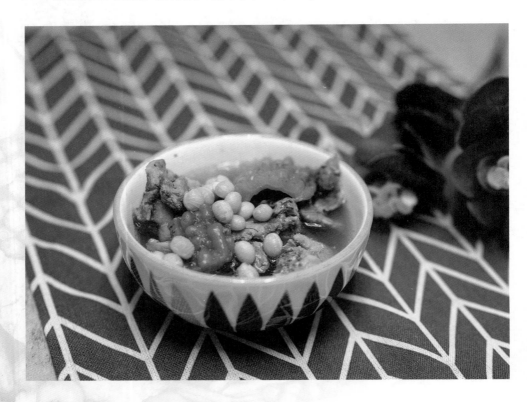

（3）功效

黄豆的营养成分丰富，其蛋白质含量高于谷类和薯类食物的2.5～8倍，除糖类较低外，还含有脂肪、钙、磷、铁和维生素B_1、维生素B_2等人体必需的营养物质。苦瓜味苦，性寒，归心、脾、肺经，可清热解毒、明目。猪骨味涩，性平，归肺、肾、大肠经。黄豆苦瓜骨头汤可清热解毒，缓解咽痛、燥热等症状；可清肺补肾，缓解发热、乏力等症状。

牛蒡根萝卜汤

（1）食材用料

牛蒡根、萝卜。

（2）制作步骤

① 白萝卜、胡萝卜去皮洗净，切块。

② 牛蒡根、白萝卜、胡萝卜放入锅中，加适量水，文火煮1h，直至熟软。

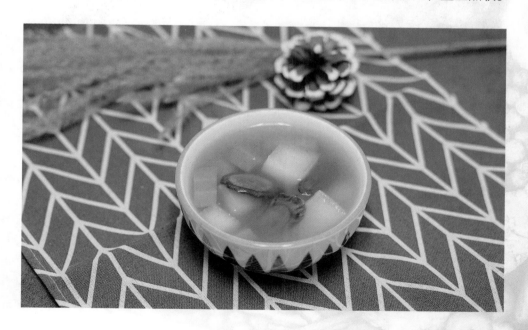

（3）功效

牛蒡根味辛、苦，性寒，归肺、心经，可清热解毒，疏风利咽。白萝卜归肺、胃经。可消食化痰，下气宽中。胡萝卜性味甘、辛，性微温，脾经，可健脾化湿。牛蒡萝卜汤一则可清热解毒，缓解咽痛、发热的不适；二则可健脾下气，调畅气机，缓解发热汗出后的纳差乏力。

3 代茶饮

金桑花茶（金银花、桑叶、菊花）

金银花味甘、性寒，归肺、胃经，可清热解毒。桑叶味苦、甘，性寒，归肺、肝经，可疏散风热，清肺润燥，平肝明目。菊花可平肝潜阳、清热解毒。金桑花茶可清热解毒、疏风散热，缓解咽痛、发热、汗出等症状。

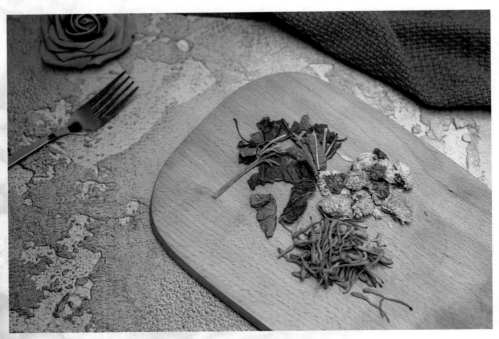

麦冬百合菊花茶

麦冬味甘、微苦，性微寒，归心、肺、胃经，可养阴生津，润肺止咳。百合味甘，性寒，归心、肺经，可清心安神。菊花可平肝潜阳，清热解毒。麦冬百合菊花茶既可清肺解热，缓解疾病早期的燥热汗出；又可养阴生津，缓解疾病后期因汗出后津液不足而产生的口渴咽干。

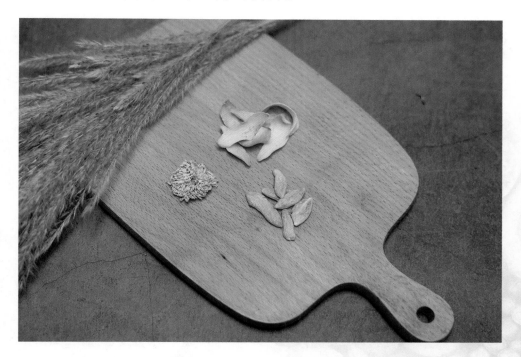

（二）证候二：肝郁化火证

颈前肿痛，伴胸闷心悸，急躁易怒，口苦咽干，燥热多汗，舌红苔薄黄，脉弦数。

1 粥养方

冰糖银耳雪梨粥

（1）食材用料

银耳、雪梨、冰糖。

（2）制作步骤

① 银耳提前洗净泡发，掰成小块。

② 梨削皮、去核，切成小块。

③ 锅中放入银耳，大火煮开后转文火，煮30 min。

④ 放入雪梨块，煮10 min。

⑤ 加入冰糖，煮15 min，至汤汁黏稠。

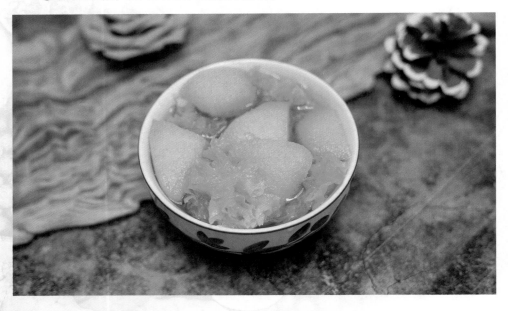

（3）功效

银耳味甘，性平，归脾、肺、胃经，可滋阴润肺、补益肺气等。梨味甘，性微寒，归心、肺经，可生津，清热，化痰。冰糖可补中益气，和胃润肺，止咳化痰。冰糖银耳雪梨粥一则可润肺化痰，缓解颈部疼痛、止咳化痰；二则可滋阴补中，缓解咽干。

西瓜绿豆冰粥

（1）食材用料

西瓜、绿豆、粳米。

（2）制作步骤

① 绿豆、粳米洗净放入锅中，加适量水，熬煮1 h，直至米软烂。

② 将粥放凉后放入冰箱，冷藏3～4 h。

③ 西瓜切小块放入碗中，加入冷藏的粥。

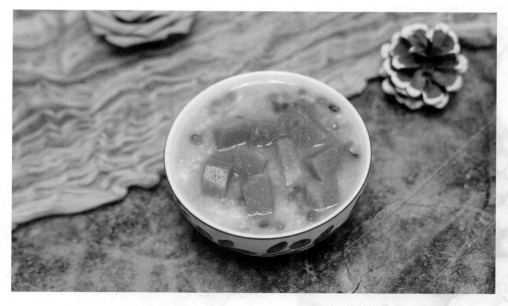

（3）功效

绿豆味甘，性凉，归心、胃经，具有清热解毒、除烦止渴的功效。粳米味甘，性平，入脾、胃经，可补中益气、健脾和胃、除烦渴。西瓜味甘，性寒，可清热解暑，清利小便，清热止痛。西瓜绿豆冰粥可清热解毒，缓解颈部疼痛、咽痛、燥热汗出等症状。

蔬 菜 粥

（1）食材用料

　　胡萝卜、芹菜、生菜、粳米。

（2）制作步骤

　　① 胡萝卜削皮，切小粒备用。

　　② 芹菜洗净，切成末。

　　③ 生菜洗净，切小段备用。

　　④ 锅中放入粳米、胡萝卜、芹菜，加适量水，大火煮开后转文火，熬至米熟烂。

　　⑤ 将生菜放入锅中，煮3 min后关火，加无碘盐调味。

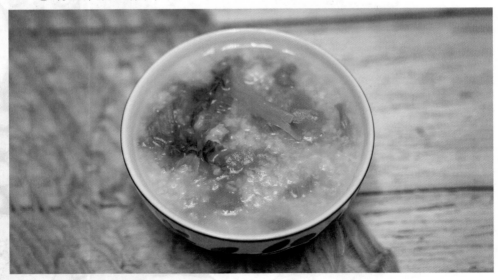

（3）功效

　　胡萝卜味甘，辛、性微温，入脾经，可健脾化湿。芹菜味甘，性平，归肺、胃经。生菜味甘，性凉，可清肝利胆。生菜富含水分，每100 g食用部分含水分高达94%～96%，故生食清脆爽口；其茎叶中含有莴苣素、甘露醇，具有镇痛催眠、降低胆固醇、利尿和促进血液循环的作用。蔬菜粥味道清爽，口感软糯，较易接受，可健脾清肝，缓解肝郁火旺引起的情绪急躁、口干、燥热汗出等症状。

2 汤炖品

苦瓜排骨汤

（1）食材用料

　　苦瓜、排骨。

（2）制作步骤

　　① 排骨洗净切块，焯水后备用。

　　② 苦瓜去籽洗净，切段。

　　③ 排骨苦瓜放入锅中，加适量水，大火煮开后转文火，煲1.5 h。

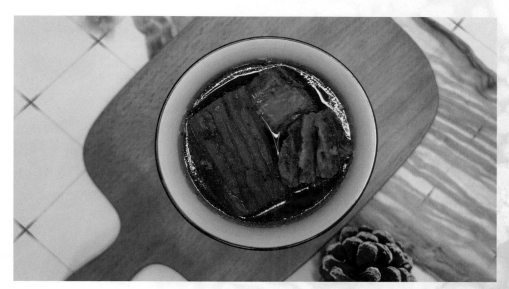

（3）功效

排骨味甘咸，性平，归脾、胃、肾经，可以滋养脾胃。苦瓜味苦，性寒，归心、脾、肺经，可清热解毒，明目。苦瓜排骨汤一则可清热，缓解肝郁化火带来的燥热汗出，情绪急躁；二则可健脾，肝旺会影响脾胃运化功能，故清肝的同时也需要健脾，缓解肝火旺盛引起的口干、食欲不佳等症状。

罗汉果鸡汤

（1）食材用料

罗汉果、鸡。

（2）制作步骤

① 鸡洗净切块，焯水备用。

② 罗汉果洗净，用刀背拍碎。

③ 鸡肉、罗汉果放入锅中，加适量清水，大火煮开后转文火，煲 1 h，加无碘盐调味。

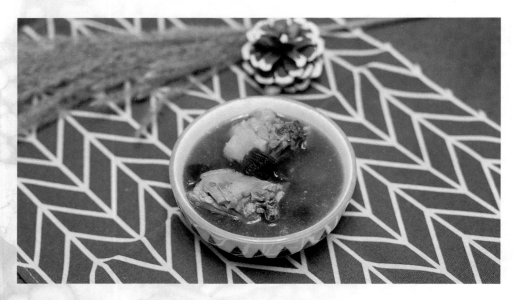

（3）功效

罗汉果味甘，性凉，归肺、大肠经，可清热润肺，利咽开音。鸡肉味甘，性温，归脾、胃经，可益气。罗汉果鸡汤清热而不伤脾，既能缓解颈部疼痛、咽干、声音嘶哑等症状，又能缓解口干乏力、食欲减退等症状。

绿豆苦瓜牛肉汤

（1）食材用料

绿豆、苦瓜、牛肉。

（2）制作步骤

① 牛肉洗净，切薄片备用。

② 苦瓜去籽洗净，切片备用。

③ 绿豆提前一晚浸泡。

④ 锅中放入适量水，放入绿豆，大火煮开后转文火，煮30 min。

⑤ 将苦瓜放入锅中，煮10 min，加入牛肉片，大火滚开后关火调味。

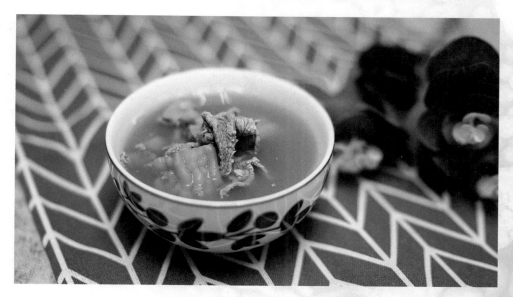

（3）功效

绿豆味甘，性凉，入心、胃经，具有清热解毒，除烦止渴的功效。苦瓜味苦，性寒，归心、脾、肺经，可清热解毒，明目。牛肉含丰富的蛋白质，具有补中益气、滋养脾胃、止渴止涎之功效，适合中气不足的人群。绿豆苦瓜牛肉汤一则可清热解毒，缓解肝火旺盛引起的燥热汗出，颈部疼痛；二则可健脾止渴，缓解亚甲炎发热疼痛后而引起的乏力、不思饮食。

3 代茶饮

蒲公英桑叶百合茶

蒲公英味苦，性寒，归肝、胃经，可清热解毒，消肿散结，利尿通淋。桑叶味苦、甘，性寒，归肺、肝经，可疏散风热，清肺润燥，平肝明目。百合味甘，性寒，归心、肺经，可清心安神。蒲公英桑叶百合茶一则可清热解毒消肿，缓解颈部肿胀疼痛、发热等症状；二则可清心疏肝，缓解情绪急躁易怒。

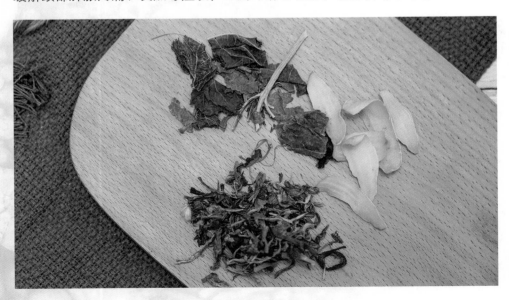

夏枯草木蝴蝶菊花茶

夏枯草味辛、苦，性寒，归肝、胆经，可清肝泻火，明目，散结消肿。木蝴蝶味苦、甘，性凉，归肺、肝、胃经，可清肺利咽，疏肝和胃。菊花味苦、甘，性凉，归肺、肝经，可散风清热，平肝明目，清热解毒。夏枯草木蝴蝶菊花茶可疏风利咽，清肝明目，缓解颈部疼痛、燥热多汗、情绪急躁、目赤肿痛。

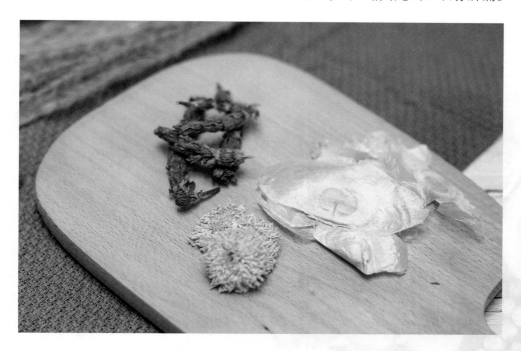

（三）证候三：肝郁脾虚证

颈部疼痛减轻或消失，咽部异物感，情绪不畅，疲劳乏力，喜太息，腹胀便秘或腹泻，纳差，失眠健忘。舌质淡红，舌体胖大、齿痕，苔白，脉弦细。

1 粥养方

核桃桂圆粥

（1）食材用料

核桃、桂圆、粳米。

（2）制作步骤

①核桃、桂圆、粳米洗净。

②核桃、桂圆、粳米放入锅中，大火煮开后转文火，搅拌防止粘锅，直至软烂。

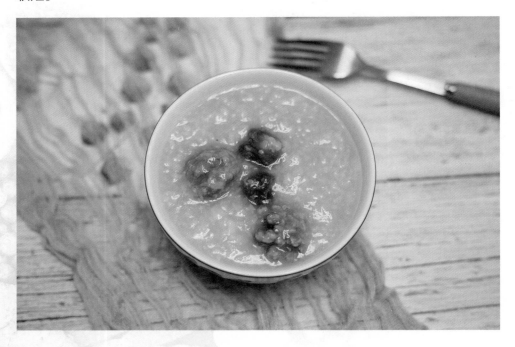

（3）功效

核桃仁味甘，性温。归肺、肾、大肠经，可温补肺肾，定喘润肠。桂圆味甘，性温，归心、脾经，可补益心脾，养血安神。粳米味甘，性平，归脾、胃经，可补中益气，健脾和胃，除烦渴。核桃桂圆粥可益肺健脾润肠，缓解疲劳乏力、腹胀、不思饮食、便秘。

山药枸杞粥

（1）食材用料

山药、枸杞、小米。

（2）制作步骤

① 山药削皮洗净，切小段。

② 锅中放入山药、枸杞、小米，加适量水，大火煮开后转文火，熬煮40 min。可根据自身口味加适量红糖调味。

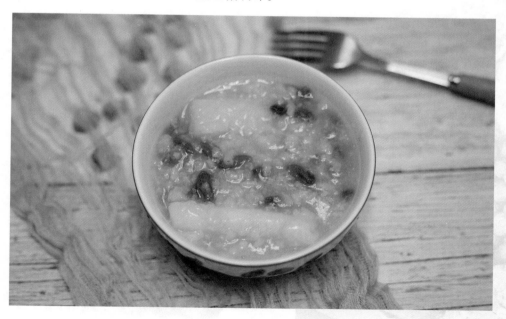

（3）功效

山药味甘，性温，可健脾补肺，固肾益精。枸杞味甘，性平，可滋肾润肺，补肝明目。小米味甘，性温，归脾、胃、肾经，有清热、消渴的功效，可以缓解脾胃气弱、食不消化等症状。山药枸杞粥可以润肺清热，疏肝明目，缓解咳嗽咳痰、咽部不适、盗汗、眼干涩、情绪不畅。

地瓜玉米粥

（1）食材用料

　　地瓜、玉米、粳米。

（2）制作步骤

　　① 地瓜洗净削皮，切小块。
　　② 玉米洗净，剥出玉米粒。
　　③ 锅中放入地瓜、玉米粒、粳米，大火煮开后转文火，煮30 min。

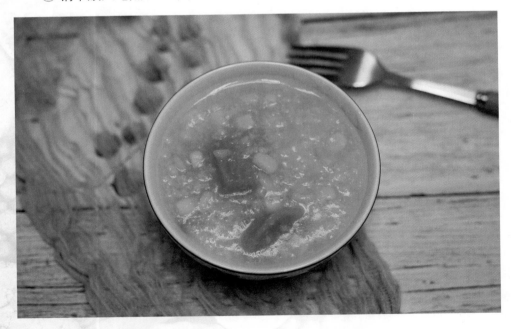

（3）功效

　　地瓜味甘，性凉，归肺、胃经，可生津止渴。玉米味甘，性平，无毒，入胃、大肠经，可开胃、通便、利尿。玉米中的维生素B_6、烟酸等成分，具有刺激胃肠蠕动的特性，防止便秘。粳米味甘，性平，入脾、胃经，可补中益气，健脾和胃，除烦渴。地瓜玉米粥可健脾生津、除烦渴，缓解疲乏无力、食欲差、口干、情绪急躁等症状。

2　汤炖品

薏米山药排骨汤

（1）食材用料

　　薏苡仁、山药、排骨。

（2）制作步骤

　　① 排骨洗净切块，焯水备用。

　　② 山药削皮洗净，切段。

　　③ 锅中放入薏苡仁、山药、排骨，加适量水，大火煮开后转文火，熬煮1.5 h。

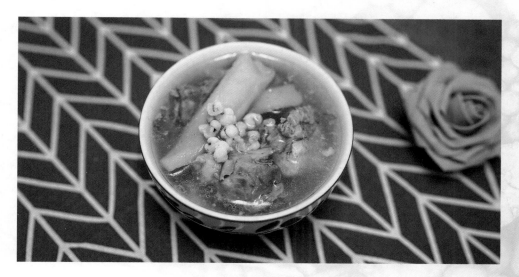

（3）功效

薏苡仁味甘、淡，性凉，归脾、胃、肺经，有利水渗湿、健脾止泻、除痹、排脓、解毒散结的作用。山药味甘，性温，入脾、肺、肾经可健脾补肺，固肾益精。排骨味甘咸，性平，入脾、胃、肾经，可以滋养脾胃。薏米山药排骨粥可健脾补肺，缓解疲劳乏力、咳嗽咳痰、咽部不适、腹胀等症状。

猴头菇陈皮鸡汤

（1）食材用料

猴头菇、陈皮、鸡。

（2）制作步骤

① 猴头菇洗净，提前半小时泡发。

② 鸡洗净切块。

③ 锅中放入猴头菇、陈皮、鸡，加适量水，大火煮开后转文火，熬煮1.5 h。

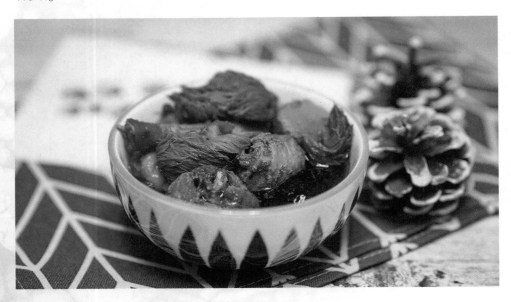

（3）功效

　　猴头菇味甘，性平，归脾、胃经，可健脾消食。陈皮味苦、辛，性温，归肺、脾经，可理气健脾，燥湿化痰。鸡肉味甘，性温，归脾、胃经，可温中，益气。猴头菇陈皮鸡汤可理气健脾，缓解情绪不畅、疲劳乏力、腹胀、腹泻等症状。

黄芪枸杞老鸭汤

（1）食材用料

　　黄芪、枸杞、鸭。

（2）制作步骤

　　① 鸭子洗净切块，备用。
　　② 锅中放入黄芪、枸杞、鸭肉。
　　③ 大火煮20 min，转文火，继续煲1.5 h。

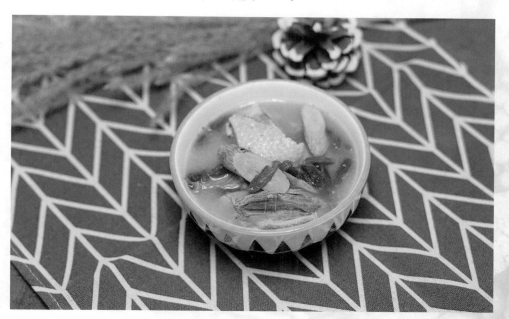

（3）功效

黄芪味甘，性微温，归脾、肺经，可补气固表，利尿。枸杞味甘，性平，可滋肾润肺，补肝明目。鸭肉味甘，性寒，入脾、胃经，可补益气阴，和胃消食，利水，解毒。黄芪枸杞老鸭汤可健脾补气，补益气阴，缓解疲劳乏力，腹胀，食欲差，口干等症状。

3　代茶饮

佛手陈皮山药水

佛手味辛、苦、酸，性温，归肝、脾、胃、肺经，可疏肝理气，和胃止痛，燥湿化痰。陈皮味苦、辛，性温，归肺、脾经，可理气健脾，燥湿化痰。山药味甘，性温，可健脾补肺，固肾益精。佛手陈皮山药水一则可理气，缓解情绪急躁或低落，腹胀；二则可健脾补肺肾，缓解疲劳乏力，食欲差，小便频数。

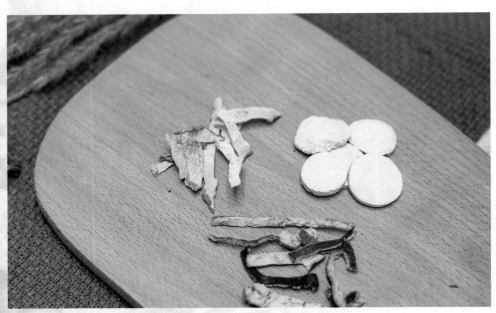

茯苓芡实赤小豆水

茯苓味甘、淡，性平，归心、肺、脾、肾经，可利水渗湿，健脾宁心。芡实味甘、涩，性平，归脾、肾经。赤小豆味甘、酸，性平，归心、小肠经，可利水消肿。茯苓芡实赤小豆水可利水渗湿，缓解咽部异物感、下肢沉重、口吐痰涎；二则可健脾宁心，缓解心烦不安、食欲差、腹胀等症状。

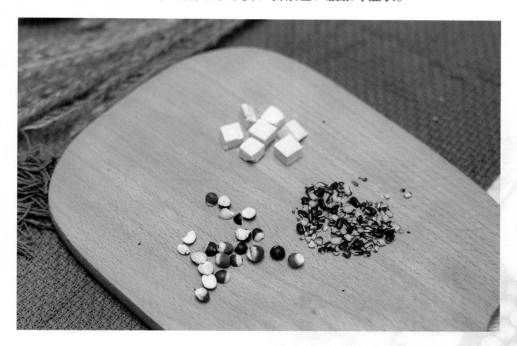

友情提示

　　本章节所有食谱仅作为参考，若合并多种甲状腺疾病，其中有限碘要求的，则以限碘要求为主，具体饮食注意情况可结合医生建议。

附　　录

附录A　甲状腺疾病自查表

当您体检发现甲状腺结节或甲状腺功能出现异常时，可以按照下面的自评表进行自我评估：

（1）是否存在脾气急、易怒；或易生闷气；或虽平素脾气良好，但在生病前一段时间存在"高压力"经历（例如家人生病或去世、家庭矛盾激化、工作压力大等）。

（2）是否存在乏力、易疲劳、易困乏、上楼自觉"腿沉"的问题。

（3）是否存在睡眠障碍，主要表现为入睡困难、睡眠浅、易醒，早晨起来觉得未休息好，甚者彻夜不眠。

（4）是否伴有颈部"偏粗""偏胖"；或自觉颈部胀满不适，或疼痛，或有吞咽不畅感。

（5）是否存在舌质暗、月经颜色深等现象。

（6）是否存在大便溏稀、舌苔淡白、舌边有齿痕、下肢水肿等现象。

（7）是否存在怕风、怕冷、自汗、易感冒等现象。

（8）是否存在食欲不振、便秘等消化功能失调现象。

（9）是否存在心慌心悸、胸闷气短、胸口压抑等不适感。

（10）是否存在类似女性更年期的"潮热"现象或脱发、记忆力减退现象。

（11）是否存在类似于"慢性咽炎"表现，时常有痰；或有咽喉部异物感，吐之不出，咽之不下。

如出现以上症状二项或以上，显示您在患甲状腺病变的同时，还伴有全身内环境紊乱或脏器功能失调的情况，建议至甲状腺病专科门诊进一步诊断、调理。

附录B 典型病案

一、甲状腺功能亢进症

某患者，女，30岁，于2019年10月15日初诊。

主诉： 发现颈部肿大1年余。

病史： 患者1年前因发现颈部肿大而进行检查，诊断结果为甲状腺功能亢进症，予甲巯咪唑口服治疗，为求中医治疗至我科室就诊。

刻下： 颈部肿胀，目赤目胀，双手震颤，情绪易激易怒，口苦，渴而多饮，怕热，多汗，偶有心慌心悸，大便一日一行，质黏，伴排便不尽感，纳可，眠佳，舌质红，舌苔黄，边有齿痕，脉弦数。查体：心率90次/min，甲状腺呈Ⅱ度肿大，质地稍韧。双下肢凹陷性水肿。

辅助检查：

甲状腺功能： TT_3 2.28 ng/mL，TT_4 13.04 μg/dL，FT_3 8.99 pg/mL，FT_4 3.68 ng/dL，TSH 0.00 μIU/mL，TPOAb（＋）。

甲状腺超声： ①双侧甲状腺肿大，弥漫性病变；②双侧颈部淋巴结肿大。

辨证： 肝郁化火、脾虚痰湿。

治则： 清肝泻火，益气健脾。

方药：

夏枯草30 g，蒲公英45 g，桔梗18 g，制香附12 g，柴胡20 g，射干18 g，泽泻20 g，赤芍18 g，白芍15 g，合欢花35 g，生牡蛎30 g（先煎），猫爪草20 g，黄芩28 g，生石膏100 g（先煎），珍珠母35 g（先煎），牡丹皮28 g，知母25 g。

每日1剂，水煎服。西药：甲巯咪唑片10 mg，每日3次。嘱低碘饮食。

随诊：

2019年10月23日复诊： 颈部粗大改善，情绪可控且明显好转，燥热感较前明显减轻，下肢轻度水肿，双手震颤好转，无汗出，无心慌心悸，纳可，眠佳，大便改善，便质可，小便调，舌质红，苔薄黄，舌边有齿痕，脉弦数。上方部分药物更改剂量为：柴胡15 g，合欢花25 g，射干15 g，桔梗15 g，猫爪草25 g。7剂，煎服法同前。甲巯咪唑片同前。低碘饮食。

2019年10月29日三诊：患者情绪可，无燥热感，颈部粗大无明显变化，下肢水肿减轻，心慌手抖不显，纳眠可，二便调，舌质淡红，苔薄白，脉弦。复查甲状腺功能：TT_3、TT_4正常，FT_3 4.72 pg/mL，FT_4 1.95 ng/dL，TSH 0.00 μIU/mL，TPOAb（＋）。上方部分药物更改剂量为：夏枯草60 g，猫爪草20 g，加决明子15 g。14剂，煎服法同前。甲巯咪唑片减量，20 mg/d。低碘饮食。

2019年11月12日四诊：情绪可，颈部变细，下肢已无明显水肿，无心慌，无燥热感，纳眠可，二便调，舌质淡红，舌苔薄白，脉略弦。复查甲状腺功能TSH 0.00 μIU/mL，TPOAb（＋）。上方更改剂量为：泽泻15 g，生石膏80 g，牛蒡子12 g。14剂，煎服法同前。甲巯咪唑片减量，10 mg/d。低碘饮食。

2019年12月3日五诊：复查甲状腺功能各项指标好转，继续服用中药以疏肝健脾、化痰散结，并随证加减，半个月后诸症皆好转。1个月后停服中药，嘱其平时避免过度劳累，注意调畅情志，清淡、均衡、低碘饮食，定期复查。

二、甲状腺功能减退症

林某，女，35岁，2016年12月初诊。

主诉：发现甲状腺功能减退1周。

病史：患者2016年12月体检时检查结果提示：桥本甲状腺炎、甲状腺功能减退症，开始口服左甲状腺素钠50 μg，每日1次，甲状腺功能五项恢复正常（详见辅助检查），为进一步诊疗就诊我科室。

既往史：神经性皮炎，过敏性鼻炎。

刻下：情绪急躁、易怒，体力欠佳，以双下肢为主，咽部异物感，痰色白、质黏，偶有胸闷，无潮热等不适，神经性皮炎瘙痒较为显著。舌质淡红，苔薄白，脉弦细。

辅助检查：

2017年1月14日甲状腺功能检测结果：TT_3 0.98 ng/mL，TT_4 9.8 μg/dL，

FT$_3$ 3.30 pg/mL，FT$_4$ 1.04 ng/dL，TSH 2.88 μIU/mL，TPOAb 130.4 IU/mL，TgAb 349.9 IU/mL，TRAb未测。

辨证： 肝郁脾虚、痰瘀化热。

立法： 疏肝健脾、化痰散瘀清热。

方药：

夏枯草20 g，浙贝母30 g，白芍12 g，党参12 g，炙黄芪20 g，生黄芪25 g，北柴胡20 g，合欢花20 g，炙香附12 g，黄芩15 g，牡丹皮15 g，生牡蛎30 g（先煎），川芎20 g，防风20 g，红花15 g，瓜蒌25 g，炒苍耳子10 g，郁金15 g，防己20 g，知母12 g，辛夷10 g，地肤子15 g。

每日1剂，水煎服。

外治法： 理气散结消瘿膏外敷，每日2次。

西药： 左甲状腺素钠50 μg，每日1次。

随诊： 患者规律服药并复诊，全身皮疹瘙痒症状好转，乏力状态好转，情绪略好转。

2017年2月19日复查甲状腺功能： TT$_3$ 0.84 ng/mL，TT$_4$ 8.25 μg/dL，FT$_3$ 3.33 pg/mL；FT$_4$ 1.01 ng/dL，TSH 1.83 μIU/mL，TPOAb 127.8 IU/mL，TgAb 209.6 IU/mL，TRAb未测。药物处方在原方基础上予以随症加减：增加乌梅15 g，清半夏10 g，陈皮10 g等。西药：左甲状腺素钠25 μg，每日1次（减量）。患者症状逐步好转，情绪改善显著，周身皮疹瘙痒好转，过敏性鼻炎症状明显好转，下肢酸沉感好转。

2017年5月复查甲状腺功能： TT$_3$ 0.88 ng/mL，TT$_4$ 8.40 μg/dL，FT$_3$ 3.03 pg/mL，FT$_4$ 1.02 ng/dL，TSH 1.66 μIU/mL，TPOAb 94.13 IU/mL，TgAb 49.96 IU/mL，TRAb未测。药物处方随症加减：因睡眠欠佳，增加炒枣仁30 g，首乌藤30 g，生龙骨30 g（先煎）；去除防风、防己、地肤子等。西药：左甲状腺素钠25 μg，隔日1次（减量）。

2017年7月4日复诊： 全部临床症状改善显著，已无显著乏力感觉，情绪明显好转、稳定，周身皮疹瘙痒明显缓解，复查甲状腺功能稳定，TPOAb持续下降，调整左甲状腺素钠25 μg，隔两日1次（减量）；中药处方调整如下：夏枯草20 g，浙贝母20 g，黄芪20 g，黄芩25 g，丹皮20 g，生牡蛎30 g（先煎），知母18 g，辛夷12 g，炒枣仁20 g，蒲公英30 g，赤芍18 g，苍耳子12 g。

每日1剂，水煎服。

患者2017年7月末中药治疗足1个疗程，予以停服中药。2017年9月、10月复查甲状腺功能五项，结果均正常，TPOAb持续下降，依次减左甲状腺素钠剂量至25 μg、2次/周，25 μg、1次/周，并于2017年12月成功停服左甲状腺素钠。

2018年3月24日（停服中药8个月、停服左甲状腺素钠3个月）复查甲状腺功能如下：TT_3 1.11 ng/mL，TT_4 8.6 μg/dL，FT_3 3.35 pg/mL，FT_4 0.92 ng/dL，TSH 2.48 μIU/mL，TPOAb 36.83 IU/mL，TgAb 15.66 IU/mL，TRAb未测。

三、自身免疫性甲状腺炎

梁某，女，36岁，2019年8月8日初诊。

主诉：桥本甲状腺炎确诊1天。

病史：患者于2019年8月体检，检查结果提示：甲状腺功能正常，甲状腺球蛋白抗体升高，为215.9 IU/mL（正常区间0～115 IU/mL）；超声检查提示甲状腺弥漫性病变。为进一步诊疗就诊我科室。

刻下：平素情绪急躁、易怒，疲劳乏力，偶有咽部异物感，无痰，时有燥热，心慌，无胸闷、颈部自觉无肿胀，口干，纳可，眠可。舌质淡红，苔薄白，脉弦细。

辅助检查：

2019年8月7日甲状腺功能检测：TT_3 1.02 ng/mL，TT_4 6.82 μg/dL，FT_3 3.63 pg/mL，FT_4 0.89 ng/dL，TSH 2.46 μIU/mL，TPOAb ＜ 5.00 IU/mL，TgAb 215.9 IU/mL，TRAb ＜ 0.3 IU/L。

辨证：肝郁脾虚。

立法：疏肝解郁、理气健脾。

方药：

夏枯草30 g，桔梗18 g，赤芍18 g，白芍15 g，柴胡20 g，合欢花35 g，香附12 g，射干18 g，党参18 g，黄芪45 g，炙黄芪30 g，泽泻20 g，生牡蛎30 g（先煎），珍珠母35 g（先煎），猫爪草20 g，黄芩28 g，牡丹皮28 g，知母25 g，蒲公英45 g。

每日1剂，水煎服。

外治法：理气散结消瘿膏外敷，每日2次。

随诊：患者规律服药复诊。

2019年8月15日复诊：诉咽部不适明显好转，情绪相对稳定，燥热感好转，乏力、疲劳改善不显著，自觉眼部不适感，主要处方调整为：夏枯草60 g，桔梗15 g，合欢花45 g，射干15 g，党参20 g，生黄芪65 g，炙黄芪35 g；加决明子15 g，茺蔚子15 g等。

2019年9月12日复诊：诸证候明显好转，复查甲状腺球蛋白抗体降至177.5 IU/mL，主要处方调整为：去除泽泻、茺蔚子；调整柴胡为15 g，合欢花35 g等。

2019年10月28日复诊：所有证候基本缓解，复查甲状腺球蛋白抗体，降至正常范围内，为48.50 IU/mL（正常区间0～115 IU/mL），予以停止口服中药，继续中药外敷治疗。此后连续复查甲状腺功能，抗体呈现逐步下降趋势，未再复发；临床症状基本缓解并维持稳定，生活质量明显好转。

四、甲状腺结节及肿瘤

陈某，女，39岁，2019年10月26日初诊。

主诉：发现左侧甲状腺结节1个月余。

病史：患者1个月前查体发现左侧甲状腺结节，2019年9月19日于某市第二人民医院行甲状腺超声检查，结果提示：甲状腺左侧叶内可见一大小约0.7 cm×0.3 cm低回声结节，内可见高回声分布。甲状腺功能：游离三碘甲腺原氨酸、游离甲状腺素、促甲状腺素、抗甲状腺球蛋白抗体均在正常范围内，甲状腺过氧化物酶抗体升高。患者平素情绪急躁易怒，燥热多汗，咽部异物感明显，口干口渴，小便黄，大便偏干。

刻下：情绪急躁，燥热多汗，黄痰不易咳，口干明显，小便黄，大便偏干；甲状腺Ⅱ度肿大，质地偏韧，无明显压痛，皮温正常，似可触及双侧结节，随吞咽上下移动，无血管杂音，无震颤，无手抖；心率89次/min，律齐；舌质红，舌苔黄腻，脉弦。

辨证： 肝郁气滞、痰热互结。

立法： 疏肝散结、清热化痰。

方药：

夏枯草30 g，浙贝母30 g，陈皮12 g，法半夏10 g，紫苏子10 g，桔梗15 g，射干15 g，牛蒡子12 g，木蝴蝶10 g，赤芍18 g，白芍15 g，柴胡12 g，合欢花20 g，炙香附12 g，郁金15 g，猫爪草20 g，山慈菇10 g，麦冬15 g，玉竹15 g，黄芩15 g，丹皮15 g。

每日1剂，水煎服。

外治法： 理气散结消瘿膏外敷，每日2次。

随诊： 经治疗1个月后，患者诉黄痰易咳，情绪明显好转，可自我调整，口干减轻，大便较前通畅，次数增多。

2019年12月6日复查甲状腺超声： 甲状腺双侧叶形态规则，边界清晰，内部回声分布均匀，甲状腺未见明显异常。

继续中药治疗1个月后，患者心情舒畅，无咳嗽、咳痰，无燥热多汗，纳眠可，二便调。

此后随访，患者诉复查超声未见甲状腺结节，无特殊不适。

五、亚急性甲状腺炎

吴某，女，58岁，2020年8月12日初诊。

主诉： 发热、颈部疼痛并确诊亚急性甲状腺炎2周。

病史： 2020年7月底，患者无明显诱因出现发热、颈部疼痛、甲状腺区域疼痛，就诊于北京某医院。红细胞沉降率为80 mm/h，C反应蛋白为67.1 mg/L。甲状腺及颈部淋巴结B超提示：甲状腺肿大、亚急性甲状腺炎的可能性大；甲状腺功能、甲状腺相关抗体及血常规未见明显异常。诊断为亚急性甲状腺炎，并予以解热镇痛药物等治疗，症状无明显改善。于2020年8月12日就诊我科室。

刻下： 发热，最高体温39℃，颈部、甲状腺区域疼痛明显，伴干咳，乏力，心悸，口干，口苦，平素性情急躁，大便一日一行，不成形，睡眠尚可；舌质红，苔薄黄，脉弦细。

辨证：肝气郁结、邪热炽盛。

立法：疏肝理气、清热解毒。

方药：

夏枯草30 g，桔梗15 g，赤芍18 g，白芍15 g，丹参12 g，醋北柴胡20 g，合欢花25 g，醋香附12 g，射干15 g，郁金18 g，黄芪15 g，泽泻20 g，炒酸枣仁30 g，首乌藤55 g，姜厚朴15 g，生石膏120 g（先煎），生牡蛎30 g（先煎），生龙骨35 g（先煎），珍珠母35 g（先煎），猫爪草20 g，黄芩28 g，牡丹皮28 g，知母25 g，蒲公英65 g，麦冬20 g，玉竹20 g，白花蛇舌草15 g，炒牛蒡子12 g，龙胆6 g。

每日1剂，水煎服。

外治法：理气散结消瘿膏外敷。

随诊：

2020年8月19日复诊：患者发热次数明显减少，发热程度明显降低，颈部甲状腺区域疼痛明显缓解，睡眠欠安，偶有心悸，情绪可。舌质红，苔薄黄，脉弦细。中药处方主要调整包括：上方去郁金，加连翘10 g、薄荷10 g，改醋北柴胡15 g、炒酸枣仁60 g等。

2020年8月26日复诊：患者仍有阵发性发热，较前好转，颈部甲状腺区域疼痛不显，干咳明显减轻，口干缓解；睡眠欠安仍存，无明显燥热，纳可；舌质红，苔薄黄，脉弦细。中药处方主要调整包括：上方去泽泻、玉竹、龙胆；加地肤子12 g，白鲜皮12 g，茯神30 g；改生石膏100 g等。

2020年9月15日复诊：患者体温基本恢复正常，颈部甲状腺区域疼痛不显，睡眠改善。

刻下：情绪尚可，偶有燥热，无心慌、心悸，小便黄；舌质红，苔薄黄，脉弦细。复查，甲状腺功能正常。甲状腺及颈部淋巴结B超提示：甲状腺体积较前减小，甲状腺双叶多发片状低回声，考虑亚急性甲状腺炎；甲状腺左叶下极下方低回声结节，考虑为淋巴结。